DR. MED. RAMON MARTINEZ

Bluthochdruck
selbst senken in 10 Wochen

Selbsthilfeprogramm für Betroffene

Mit ausführlichen Informationen zu allen wichtigen Aspekten des Bluthochdrucks

2. Auflage

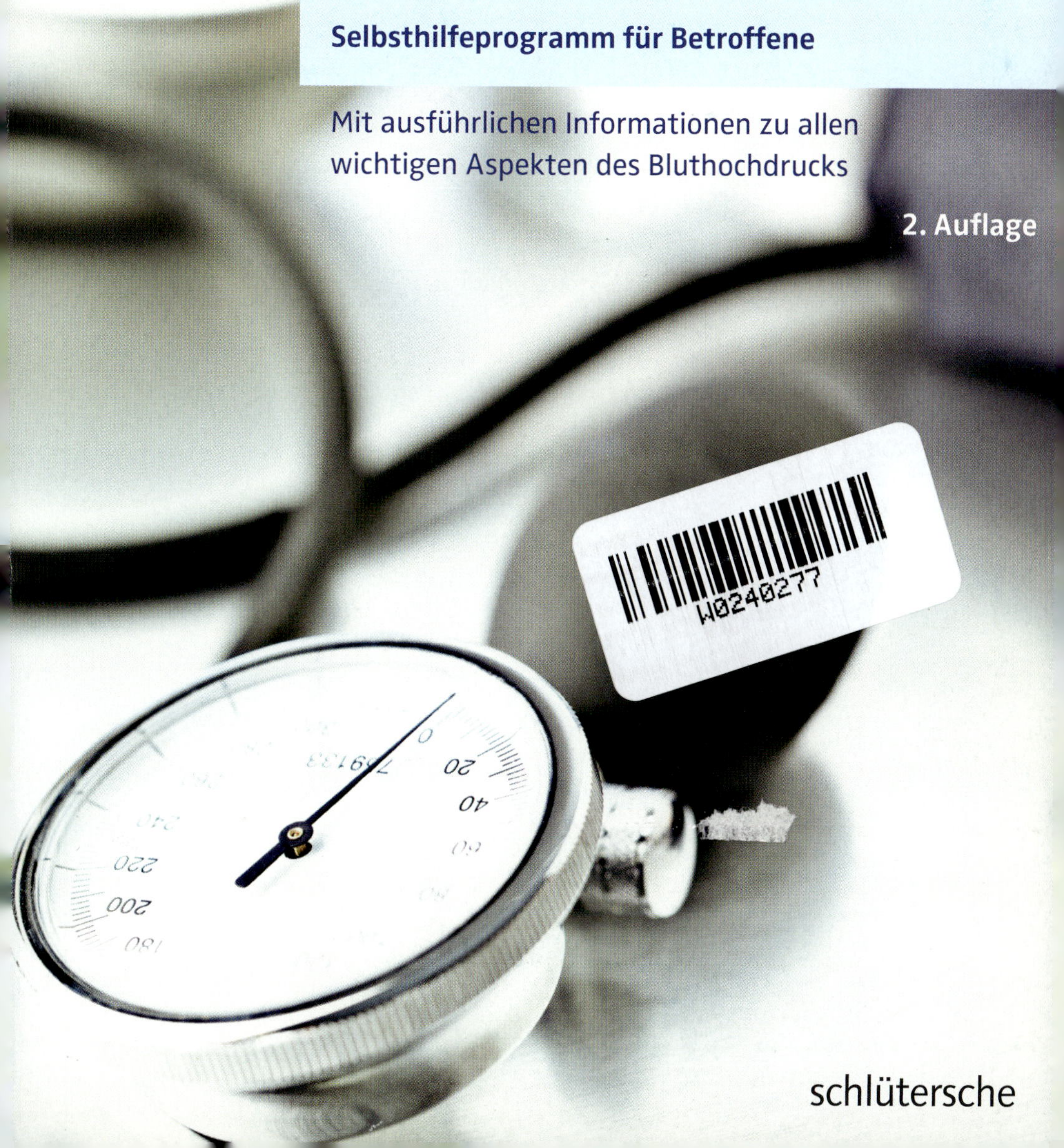

schlütersche

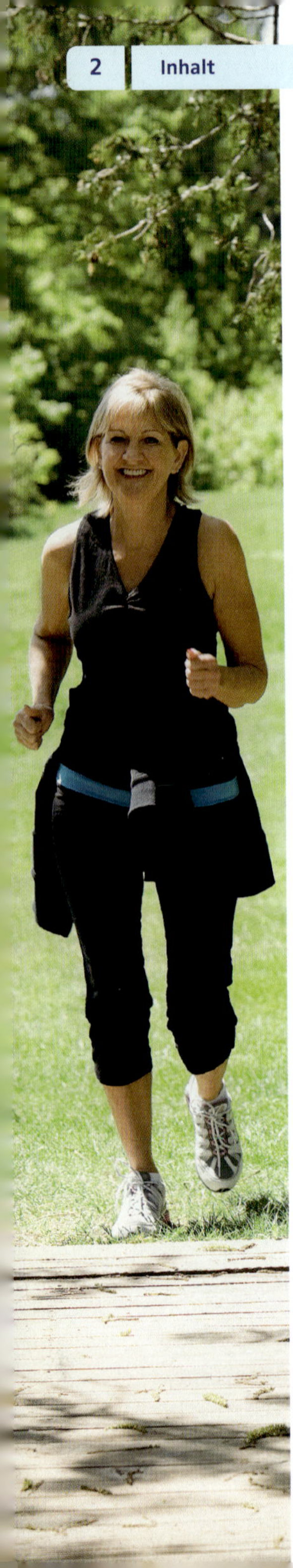

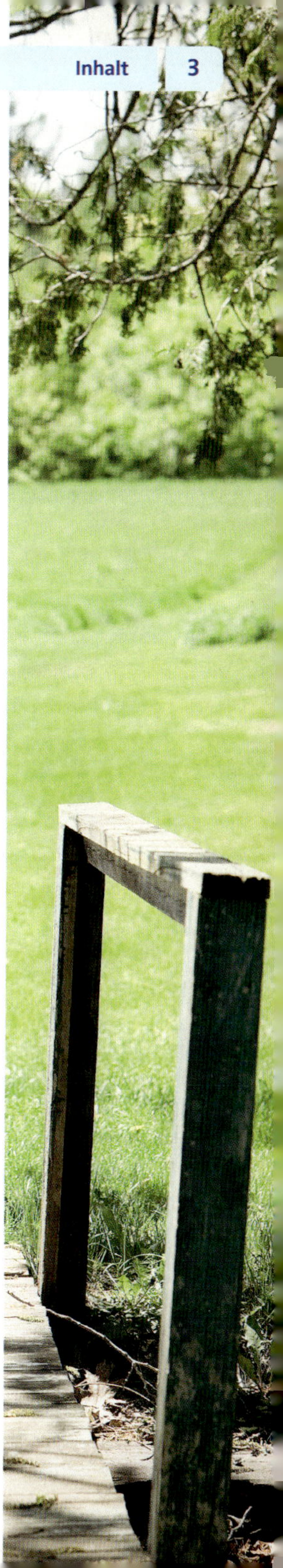

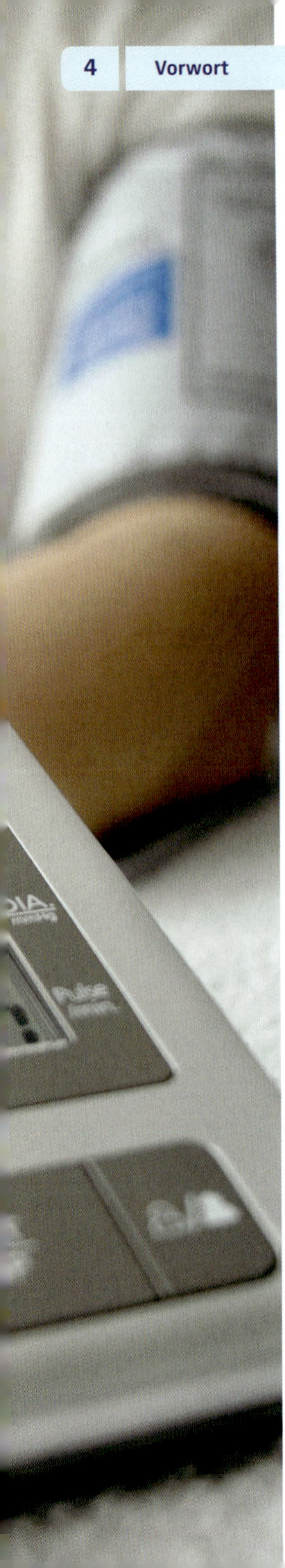

VORWORT

Liebe Leserin, lieber Leser,

ein nicht ausreichend behandelter Bluthochdruck stellt eines der Hauptrisiken für Schlaganfälle, Herzinfarkte und weitere Herz-Kreislauf-Erkrankungen dar, die in Deutschland jedes Jahr mehr als 400.000 Menschenleben fordern. Hinter diesen Zahlen verbergen sich Einzelschicksale. Es sind Menschen, die häufig ohne vorherige Ankündigung mitten aus dem Leben gerissen werden.

Jeder vom Bluthochdruck Betroffene kann selbst mittels nicht-medikamentöser Maßnahmen ganz wesentlich dazu beitragen, seinen Blutdruck zu senken. Damit kann jeder entweder ganz ohne Medikamente, zumindest aber mit deutlich weniger Blutdruckmedikamenten seinen Blutdruck normalisieren und verheerende Folgeschäden vermeiden. Diese Maßnahmen, zu denen u. a. bestimmte Ernährungsgrundsätze und Lebensstiländerungen gehören, sind intensiv erforscht und in ihrer Wirksamkeit gesichert. In dem vorliegenden Buch werden diese nichtmedikamentösen Maßnahmen Schritt für Schritt beschrieben, sodass sie direkt angewendet werden können.

Diese nicht-medikamentösen Maßnahmen stehen keinesfalls in Konkurrenz zu der Behandlung mit Medikamenten, da sich beide Behandlungspfeiler ausgezeichnet ergänzen und häufig auch beide zum Einsatz kommen müssen. Eine alleinige nichtmedikamentöse Behandlung kommt vor allem dann in Betracht, wenn bei milderen Blutdruckerhöhungen unter diesen Maßnahmen eine Normalisierung des Blutdrucks erreicht wird. In den Fällen, wo zusätzlich Blutdruckmedikamente erforderlich sind, helfen diese nichtmedikamentösen Ansätze erheblich, den Bluthochdruck weiter zu senken und Medikamente einzusparen. Somit gehören die hier beschriebenen nicht-medikamentösen Ansätze zur Basisbehandlung jeder Bluthochdruckerkrankung.

Ebenso profitieren Menschen, deren Blutdruckwerte zwar an der Obergrenze liegen, die jedoch noch keine Medikamente nehmen müssen, von diesem Programm, da auch in diesem Blutdruckbereich, der als „hoch-normal" gilt, das Risiko für Herz-Kreislauf-Erkrankungen damit deutlich gesenkt werden kann.

Die Wirksamkeit dieser Maßnahmen ist wissenschaftlich gut belegt. Es handelt sich hier also um eine medizinisch in Fachkreisen anerkannte Behandlung, die von Experten für die Therapie des Bluthochdrucks als Basis angesehen wird. Stellvertretend sei hier die amerikanische PREMIER-Studie genannt, in der eine eindrucksvolle Blutdrucksenkung mittels solcher nicht-medikamentöser Maßnahmen belegt werden konnte.

!

„Die bekannte amerikanische Studie beweist eindrucksvoll, dass man auch ohne Medikamente den Blutdruck senken kann."

Die Grundlagen, die Sie brauchen, um den Bluthochdruck und seine Behandlung zu verstehen, werden in diesem Buch allgemeinverständlich und behandelt. An verschiedenen Stellen werden bei den Empfehlungen Hinweise auf die entsprechende Literatur und auf Studien gegeben, da wissenschaftlich gesicherte Daten stets eine höhere Beweiskraft haben und wir es als selbstverständlich ansehen, Daten überprüfbar zu belegen. Diese Literaturangaben stellen also keine Literaturempfehlung dar.

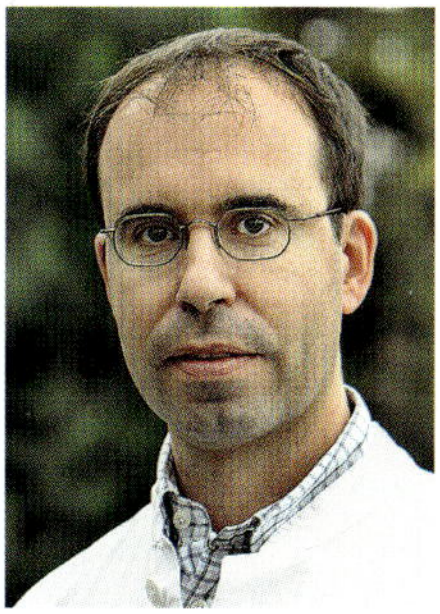

Dieses Buch führt Sie Schritt für Schritt in die Methoden ein, wie Sie selbst Ihren Blutdruck senken können. Schon sehr bald werden Sie bei guter Mitarbeit erste Erfolge sehen, die Sie ermutigen, diesen Weg fortzusetzen! Für die Mühe, die Sie aufwenden, werden Sie mit Wohlbefinden, einer spürbaren Zunahme der Leistungsfähigkeit und schließlich mit hinzugewonnenen Lebensjahren bei guter Gesundheit belohnt.

Auf Ihrem Weg mit diesem Buch zu mehr Gesundheit und Wohlbefinden wünsche ich Ihnen viel Freude und Erfolg.

Ihr Dr. med. Ramon Martinez

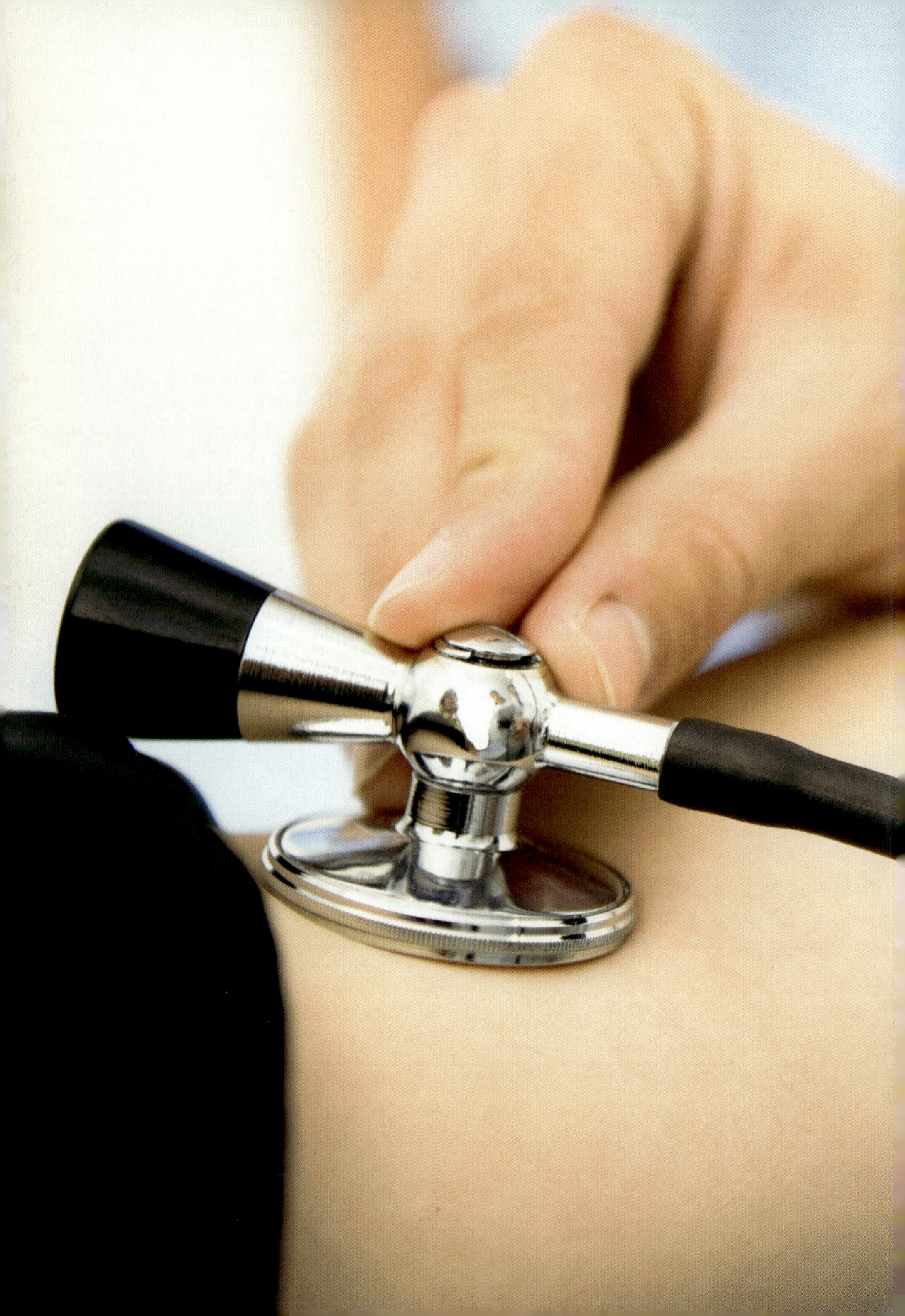

BEVOR SIE STARTEN – WICHTIG ZU WISSEN

Ein nicht ausreichend behandelter Bluthochdruck stellt eines der Hauptrisiken für Schlaganfälle, Herzinfarkte und weitere Herz-Kreislauf-Erkrankungen dar, die in Deutschland jedes Jahr mehr als 400.000 Menschenleben fordern.
Es gibt aber auch eine gute Nachricht: Jeder vom Bluthochdruck Betroffene kann selbst mittels dieses Buches ganz wesentlich dazu beitragen, seinen Blutdruck zu senken.
Wie Sie dieses Buch dabei zu Ihrem größten Nutzen verwenden, erfahren Sie auf den folgenden Seiten.

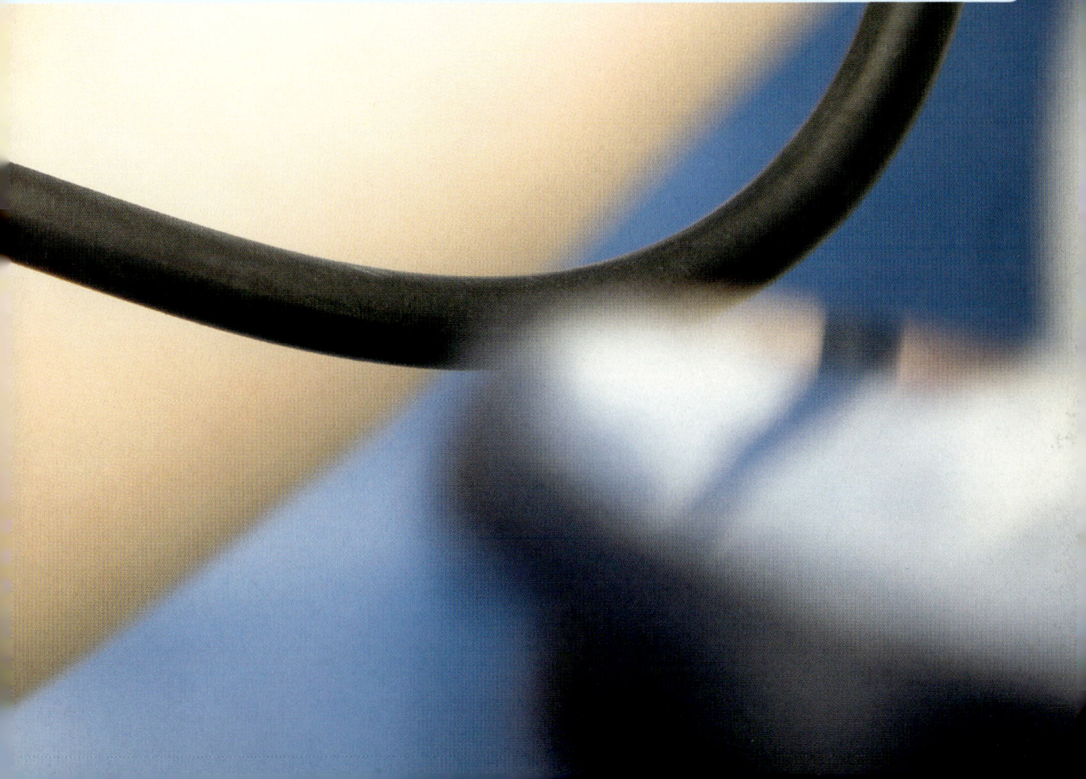

Es empfiehlt sich, zunächst den theoretischen Teil (Seiten 14–50) des Buches durchzuarbeiten, um sich mit den Grundlagen des Bluthochdrucks vertraut zu machen.

Im praktischen Teil (ab Seite 51) lernen Sie die einzelnen Maßnahmen der nicht-medikamentösen Blutdrucksenkung kennen und erfahren, wie Sie das Erlernte anwenden können. Am sinnvollsten ist es, alle Übungen in der beschriebenen Reihenfolge durchzuführen, da die Übungen und Etappen aufeinander aufbauen. Sie sollten durchgeführt werden, bevor Sie weiterlesen, da erst das Umsetzen des Erlernten den gewünschten Effekt zeigt.

Lassen Sie sich Zeit

!

Für die Kapitel können Sie sich trotz Zeitbemessung soviel Zeit nehmen, wie Sie brauchen.

Zu Beginn eines neuen Kapitels ist jeweils die Wochenangabe vermerkt, in der das Kapitel durchgearbeitet werden kann. Es schadet nichts, wenn Sie sich für ein Kapitel mehr Zeit nehmen als angegeben. Schneller als vorgeschlagen sollten Sie allerdings keine Einheit durcharbeiten, da ansonsten der Lerneffekt nicht so groß ist, wie er sein könnte und sollte. Insgesamt ist dieses Programm für zehn Wochen konzipiert.

Falls Sie die Kapitel über Gewichtsreduktion (siehe Seite 102) und Rauchen (siehe Seite 162) nicht berücksichtigen müssen, weil Sie nicht davon betroffen sind oder sie (noch) nicht durcharbeiten möchten, können Sie das Programm in acht Wochen absolvieren.

Wenn Sie die Kapitel langsamer bearbeiten, ist dies völlig in Ordnung und beeinträchtigt den Erfolg in keinerlei Weise. So könnten Sie für jedes Kapitel beispielsweise ohne Probleme drei Wochen verwenden. Im Gegenteil, die einzelnen Themen eines Kapitels können sich besser verankern, wenn Sie sich längere Zeit damit beschäftigen. Eine solche Verlängerung wäre vor allem dann anzuraten, wenn Sie nur über relativ wenig Zeit für die

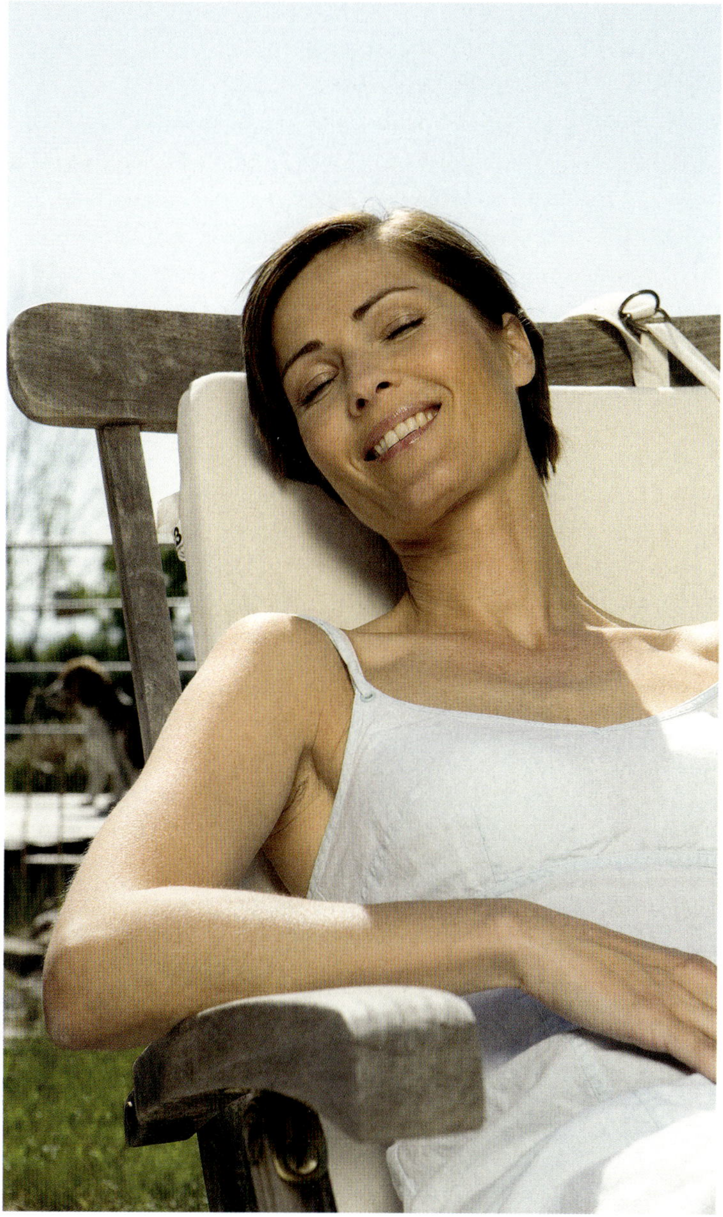

Lassen Sie sich Zeit.
Während Sie
die neu erlernten
Änderungen
Ihres Lebensstils
fortführen,
werden sich auch
Fortschritte in Ihrer
Lebensqualität
einstellen.

Übungen verfügen. Lassen Sie sich lieber Zeit, als alles zu schnell und oberflächlich durchzugehen, ohne die Inhalte praktisch umzusetzen.

Die vorgeschlagenen Bearbeitungszeiten sind so bemessen, dass bei intensiver Bearbeitung der Kapitel das Programm gut durchgearbeitet werden kann. Nach dieser Zeit haben Sie das Rüstzeug, um Ihren Blutdruck effektiv zu senken und damit belastbarer sowie ausgeglichener länger zu leben.

!

Nach der Bearbeitungszeit haben Sie das Rüstzeug, um Ihren Blutdruck zu senken sowie ausgeglichener und belastbarer zu sein.

Die positiven Wirkungen auf den Blutdruck bleiben auch nach dieser „Bearbeitungszeit" erhalten und können sich sogar noch verstärken. Denn die Übungen sollten danach zu Ihren neuen Lebensgewohnheiten gehören. Während Sie die neu erlernten Lebensstiländerungen fortführen, werden sich auch nach dieser Zeit noch weitere Fortschritte sowohl im Hinblick auf Ihren Blutdruck als auch auf Ihre Lebensqualität einstellen.

Achtung: Für schwangere Patientinnen und Stillende sowie Kinder ist dieses Programm nicht geeignet, bei ihnen sind andere Behandlungsmethoden anzuwenden. Erst nach der Stillzeit dürfen Patientinnen das Programm mitmachen.

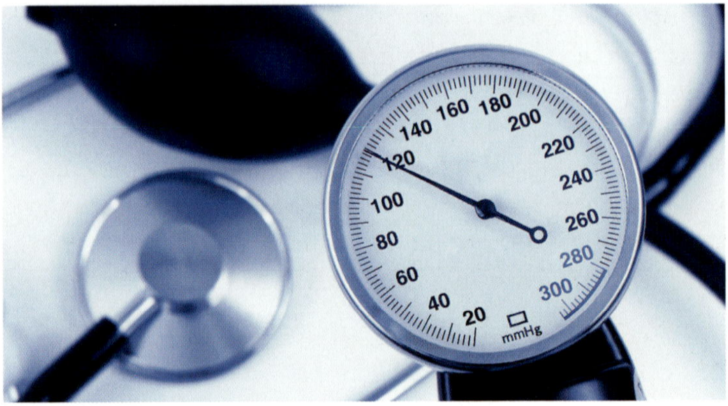

Ein gesenkter Blutdruck macht Sie belastbarer und ausgeglichener.

Gewohnheiten ändern sich nur langsam

Damit sich der gewünschte Erfolg einstellt, genügt es nicht, die Kapitel nur durchzulesen. Sie würden nur einen geringen Nutzen daraus ziehen. Um Ihren Blutdruck zu senken, Ihre gesundheitliche Verfassung und Ihr Wohlbefinden nachhaltig zu steigern ist es unabdingbar, dass die notwendigen Änderungen z. B. in der Ernährung, der Lebensgewohnheiten etc. schrittweise vollzogen werden. Diese Änderungen benötigen eine gewisse Zeit, da sich Gewohnheiten, die über Jahre und Jahrzehnte bestanden haben, nur durch regelmäßige Übung über einen gewissen Zeitraum ändern lassen. Daher wurden bei den einzelnen Etappen Zeitspannen vorgegeben, die einzuhalten sind, bevor mit der nächsten Etappe begonnen wird.

Der praktische Teil des Kapitels über Gewichtsreduktion ist für Menschen mit Übergewicht verfasst, wobei auch Menschen mit leichterem Übergewicht angesprochen sind. Die genaue Definition finden Sie im betreffenden Kapitel (siehe Seite 105).

!

Von dem 10-Wochen-Programm profitieren Personen mit Normalgewicht in gleichem Ausmaß wie übergewichtige Menschen.

Der Abschnitt über Ernährungsumstellung ist für alle von Bedeutung, da unabhängig davon, ob Sie Übergewicht oder ein normales Gewicht aufweisen, eine Ernährungsumstellung ganz wesentlich zur Blutdrucksenkung beiträgt. Zudem werden weitere Risikofaktoren durch verbesserte Ernährungsgewohnheiten dauerhaft verringert – und damit insgesamt das Risikoprofil deutlich reduziert.

Auch wenn Sie ein spezielles Kapitel aus bestimmten Gründen nicht umsetzen können oder möchten, ist es sinnvoll, die Maßnahmen aus den übrigen Kapiteln durchzuführen, da jede Maßnahme für sich bereits eine Verbesserung des Blutdrucks bewirkt. Natürlich empfehle ich Ihnen aber möglichst alle hier beschriebenen Schritte durchzuführen, um den bestmöglichen Effekt zu erzielen.

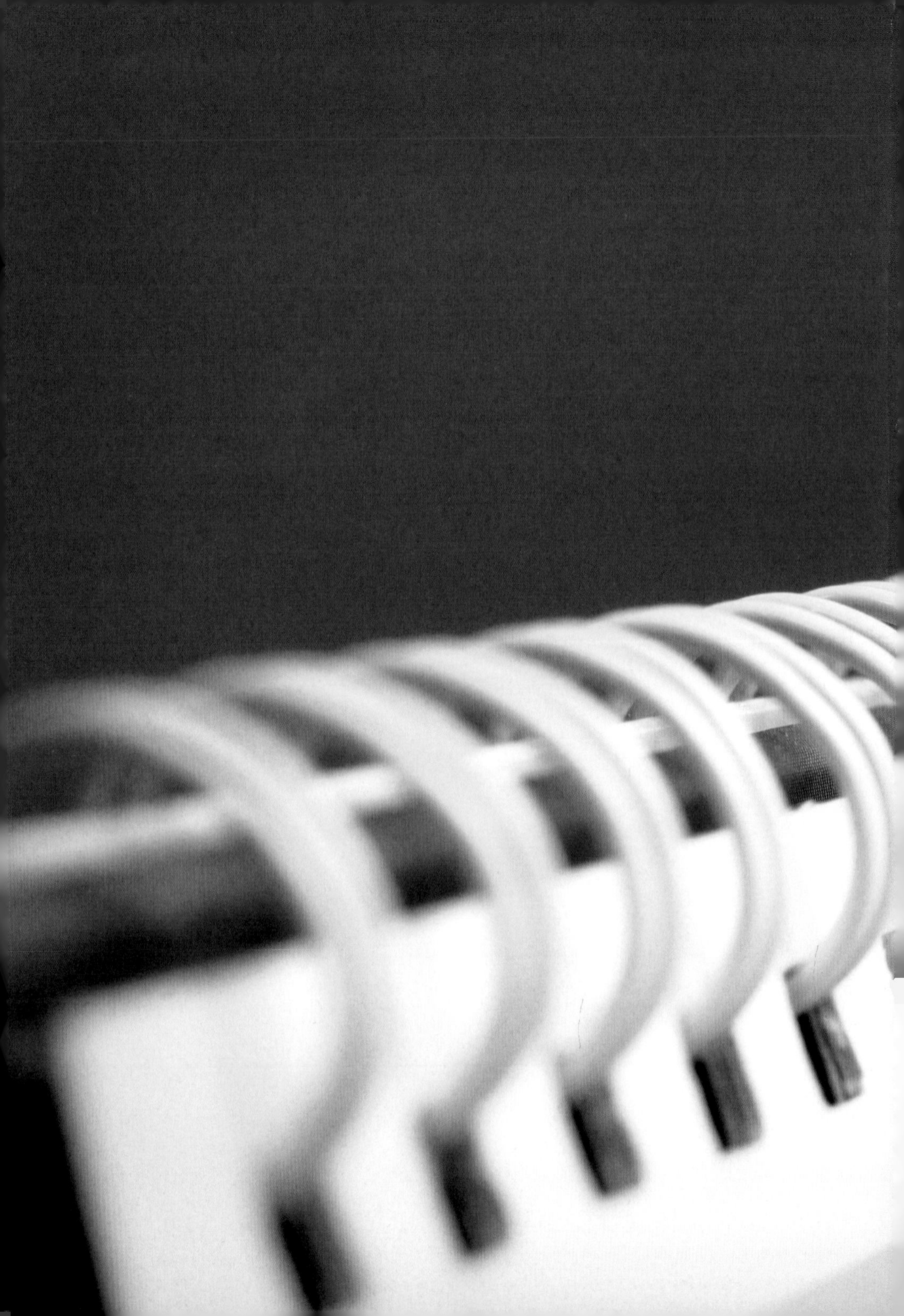

IHR 10-WOCHEN-PLAN

Das Programm besteht aus acht Schritten, die Sie Schritt für Schritt dabei unterstützen Ihren Blutdruck zu senken. Das Programm ist sehr vielfältig und beinhaltet sowohl Theoriewissen als auch praktische Aufgaben und Übungen, mit denen Ihnen nicht langweilig wird.

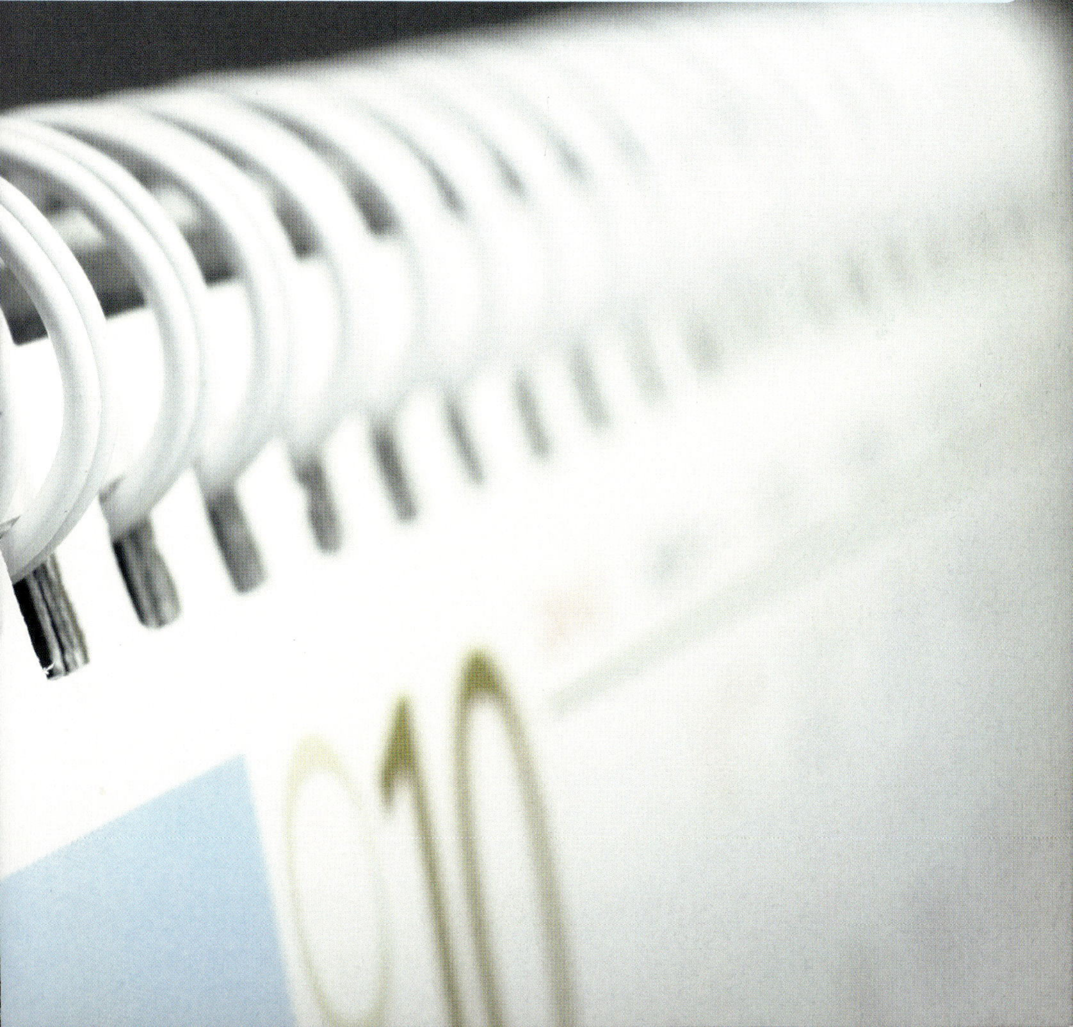

1. WOCHE

Wissenswertes zum Bluthochdruck

Bevor wir uns dem praktischen Teil zuwenden, möchte ich Ihnen in diesem Kapitel das notwendige theoretische Grundwissen über Ihre Erkrankung vermitteln. Anschließend werden Sie eine genaue Vorstellung über mögliche Ursachen und Faktoren des Bluthochdrucks und über die Ziele der Behandlung besitzen.

!

Über 40 % der Bevölkerung in Deutschland über 35 Jahre sind vom Bluthochdruck betroffen.

Viele Millionen Menschen weisen einen Blutdruck an der Obergrenze auf und haben damit nach neueren Erkenntnissen bereits ein erhöhtes Risiko für Herzinfarkte, Schlaganfälle und weitere Herz- und Kreislauferkrankungen. Menschen mit grenzwertigen Blutdruckwerten entwickeln häufig über kurz oder lang einen manifesten Bluthochdruck. Bereits bei Blutdruckwerten im oberen Grenzbereich ist es daher sinnvoll, mit allgemeinen Maßnahmen, wie in diesem Buch beschrieben, diesen Gefahren vorzubeugen. Spätestens wenn Ihr Blutdruck oberhalb von 130/85 mmHg liegt (auf die Werte wird noch näher eingegangen werden), können Sie mit dem vorliegenden Programm einen großen Beitrag für den Erhalt Ihrer Gesundheit und Lebensqualität leisten.

Wird ein Bluthochdruck nur unzureichend behandelt, besteht je nach Höhe des Blutdrucks, ein etwa achtfaches Risiko, einen Schlaganfall zu erleiden. Auch das Risiko für Herzinfarkte steigt auf etwa das Dreifache an, und zwar umso mehr, je höher der Blutdruck ist. Wenn man die möglichen Folgen eines Schlaganfalls mit unter Umständen dauerhaften Lähmungen oder eines Herzinfarktes mit nicht selten tödlichem Ausgang bedenkt, so erkennt man, wie wichtig es ist, den Bluthochdruck ernst zu nehmen und alles daranzusetzen, diesen Gefahren vorzubeugen.

Hinzukommen können weitere schwere Folgeerkrankungen, wie Nierenleiden bis hin zum Nierenversagen, Erkrankungen der Augen und des gesamten Gefäßsystems. Eine Herzschwäche mit stark eingeschränkter Belastbarkeit sowie Luftnot bei Belastung, in fortgeschrittenen Fällen auch in Ruhe, gehört ebenfalls zu den ernsten Folgen eines unbehandelten oder unzureichend eingestellten Bluthochdrucks. Eine gute Einstellung des Blutdrucks ist jedoch heutzutage möglich! Und indem Sie Ihre Gesundheit selbst in die Hand nehmen und aktiv an der Normalisierung Ihres Blutdrucks arbeiten, haben Sie beste Aussichten auf ein langes, gesundes Leben.

Nicht erkannter und unbehandelter Bluthochdruck birgt ein hohes Risiko für Folgeerkrankungen wie Schlaganfall und Herzinfarkt. Lassen Sie ihn daher regelmäßig kontrollieren.

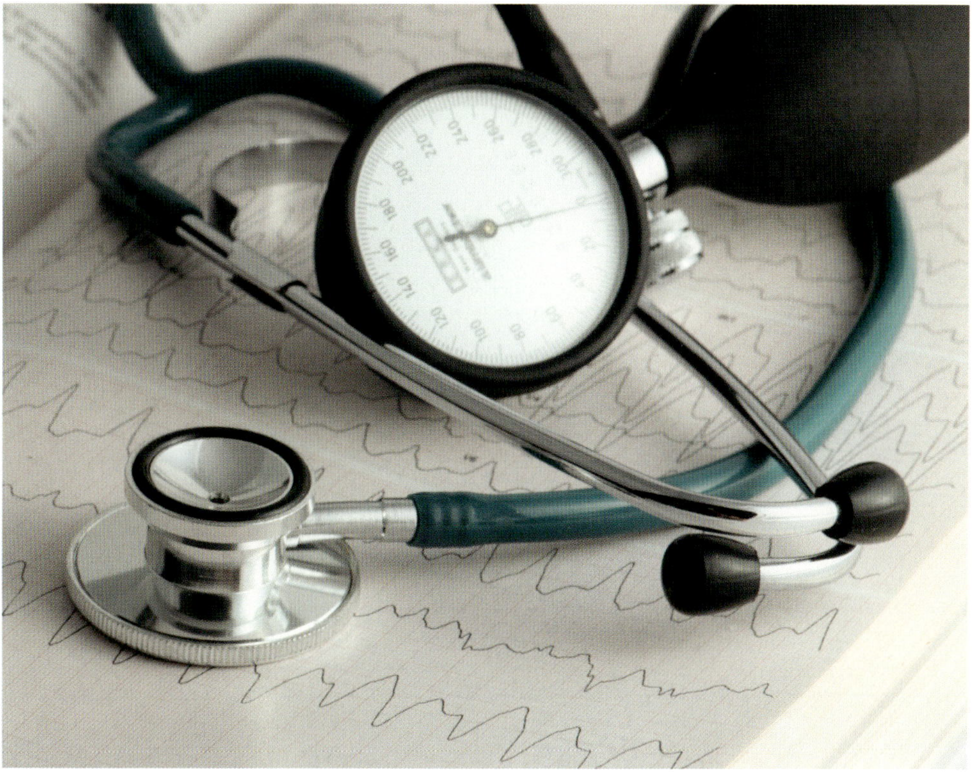

!

Etwa die Hälfte aller Betroffenen weiß nichts von ihrem Bluthochdruck.

Tückischerweise verursacht der Bluthochdruck, zumindest anfänglich, wenig oder gar keine Beschwerden. Dies führt leider dazu, dass der Bluthochdruck oft lange Zeit unerkannt bleibt und unter Umständen erst spät bei einer Routineuntersuchung festgestellt wird. So kommt es, dass etwa die Hälfte der Menschen mit Bluthochdruck nichts von ihrer Erkrankung weiß, während sich der Bluthochdruck bereits auf viele Organe und auf das Gefäßsystem verhängnisvoll auswirken kann.

Selbst wenn der Bluthochdruck bekannt ist, weist gerade einmal die Hälfte dieser Blutdruckpatienten eine gute Blutdruckeinstellung auf. Das beweisen auch großangelegte Untersuchungen an vielen tausend Personen. Allein in Deutschland leben schätzungsweise 15 Millionen Menschen mit einem nicht ausreichend behandelten Bluthochdruck und dadurch mit einem eigentlich unnötig hohen Risiko, einen Schlaganfall oder einen Herzinfarkt zu erleiden. Dies zeigt, dass sehr häufig die Gefahren des Bluthochdrucks unterschätzt werden. Gelegentlich besteht auch die irrtümliche Annahme, dass es ausreicht, ein Medikament gegen den Bluthochdruck einzunehmen. Entscheidend ist aber, dass der Blutdruck gut eingestellt ist. Das kann bei einigen Personen ohne Medikamente mit den hier beschriebenen Maßnahmen der Fall sein, bei anderen wird zusätzlich eine Kombination aus mehreren Blutdruckmedikamenten notwendig werden.

Informieren Sie sich gründlich und nutzen Sie aktiv die nichtmedikamentösen Behandlungsmöglichkeiten, die in diesem

HÄUFIG VERWENDETE MEDIZINISCHE FACHBEGRIFFE	
Arterielle Hypertonie	Bluthochdruck
Primäre Hypertonie	Eigenständiger Bluthochdruck
Sekundäre Hypertonie	Bluthochdruck aufgrund einer anderen Erkrankung
Antihypertensiva	Blutdrucksenkende Medikamente

Buch behandelt werden. Dann sind Ihre Aussichten auf eine gute Einstellung des Bluthochdrucks und zusätzlich auf einen erheblichen Gewinn an Gesundheit ausgezeichnet.

Eine optimale Bluthochdruckbehandlung erfordert eine gute Zusammenarbeit mit Ihrem Hausarzt, der die Blutdruckeinstellung überprüft, Sie berät und eventuelle Änderungen der Medikation mit Ihnen bespricht und vornimmt. Falls Sie Blutdruckmedikamente einnehmen, kann unter der hier beschriebenen und zu erwartenden Blutdrucksenkung eine Verminderung der Medikamentendosis oder ein Absetzten von Blutdruckmedikamenten möglich und notwendig werden. Dies ist stets durch den behandelnden Arzt vorzunehmen. Bei Blutdruckwerten unterhalb von ca. 115 mmHg systolisch und 75 mmHg diastolisch (siehe Seite 19) wird Ihr Arzt in der Regel eine Medikamentenreduktion vornehmen. Reduzieren Sie aber bitte nicht ohne ärztlichen Rat Ihre Blutdruckmedikamente, denn nur Ihr behandelnder Arzt kann durch seine medizinischen Kenntnisse eine gefahrlose Medikamentenänderung vornehmen. Häufig werden Blutdruckmedikamente zusätzlich für andere Erkrankungen verabreicht; z. B. können Betablocker auch bei normalem Blutdruck aufgrund einer Herzerkrankung dringend notwendig sein. Auch müssen bestimmte Blutdruckmedikamente langsam ausgeschlichen werden, weil es sonst zu gefährlichen Blutdruckkrisen kommen kann.

!

Nicht-medikamentöse Maßnahmen sollten die Grundlage jeder Bluthochdruckbehandlung in jedem Stadium bilden.

Was die Blutdruckwerte „systolisch" und „diastolisch" bedeuten

Das Herz zieht sich, ähnlich wie ein Blasebalg, zusammen und pumpt dabei Blut in die Blutgefäße (Arterien). Anschließend erschlafft das Herz wieder, um sich erneut mit Blut zu füllen, das es in einer nächsten Phase wieder in die Blutgefäße befördert. Diese Aktionen wiederholen sich jede Minute in Ruhe etwa 60- bis 80-mal. Beim Zusammenziehen des Herzens wird ein

Druck in den Blutgefäßen erzeugt. Dies nennt man den systolischen (oberen) Blutdruckwert. Beim Erschlaffen des Herzens sinkt der Blutdruck im Gefäßsystem allmählich ab. Der dabei erreichte Blutdruckwert wird als diastolischer (unterer) Blutdruck gekennzeichnet.

Der Abstand zwischen systolischem und diastolischem Blutdruck kann zunehmen, wenn die Blutgefäße im Alter unelastischer, starrer werden, da sich der Druck im Gefäßsystem während der Herzerschlaffung schneller abbaut. Ebenso kann dieser Abstand bei einigen Krankheiten wie einer Schilddrüsenüberfunktion oder einer Schließunfähigkeit (Insuffizienz) der Aortenklappe (einer der vier Herzklappen) u. a. erhöht sein.

Ultraschall-Querschnittsaufnahmen von Systole und Diastole des Herzens.

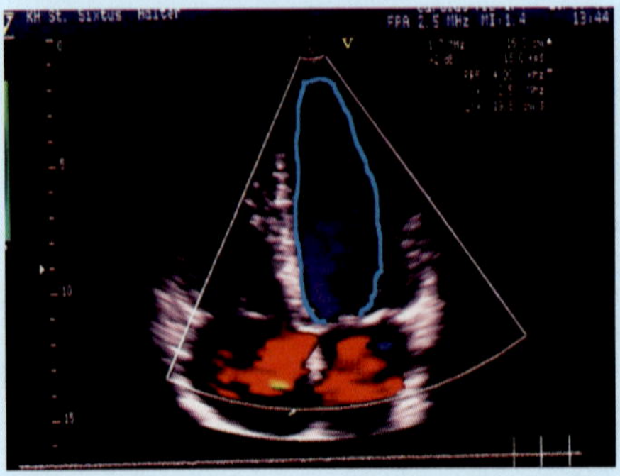

Systole
Eine Ultraschall-Querschnittaufnahme, während sich das Herz zusammenzieht (Systole). Das Herz pumpt nun das Blut in den Körperkreislauf. Die linke Herzkammer (blau umrandet) erscheint im Querschnitt deutlich kleiner als während der Erschlaffungsphase.

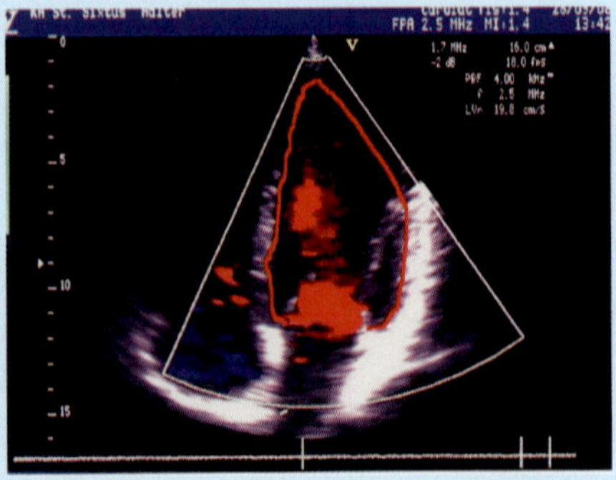

Diastole
Ultraschall-Aufnahme in der Erschlaffungsphase des Herzens (Diastole). Das Herz füllt sich nun mit Blut an. Die linke Herzkammer (rot umrandet) stellt sich im Querschnitt nun deutlich größer dar als in der Kontraktionsphase.

Wann spricht man von einem Bluthochdruck?

Nach Definition der Weltgesundheitsorganisation (WHO) wird bei Werten von über 140/90 mmHg von einem Bluthochdruck gesprochen, und zwar sobald der systolische (obere) Blutdruckwert bei 140 mmHg oder mehr oder der diastolische (untere) Wert bei 90 mmHg oder darüber liegt.

Je höher der Blutdruck, umso größer ist auch das Risiko für Spätkomplikationen, wie Schlaganfälle, Herzinfarkte u. a. Die WHO/ISH (International Society of Hypertension der Weltgesundheitsorganisation) hat daher eine Einteilung der Blutdruckwerte in verschiedene Schweregrade vorgenommen:

KLASSIFIKATION	SYSTOLISCH in mmHg	DIASTOLISCH in mmHg
optimal	< 120	< 80
normal	< 130	< 85
hoch-normal	130–139	85–89
leichte Hypertonie (Schweregrad 1)	140–159	90–99
mittelschwere Hypertonie (Schweregrad 2)	160–179	100–109
schwere Hypertonie (Schweregrad 3)	≥ 180	≥ 110
isolierte systolische Hypertonie	> 140	< 90

Wir wissen heutzutage, dass auch im hochnormalen Bereich von 130 bis 139 zu 85 bis 89 mmHg das Risiko für Herz-Kreislauf-Erkrankungen gegenüber Personen mit niedrigerem Blutdruck erhöht ist. In diesen Bereichen mit nicht-medikamentösen Maßnahmen zu beginnen, ist daher eine Investition in die eigene Gesundheit und kann der Entstehung eines wirklichen Bluthochdrucks entgegenwirken.

Nun kann der Blutdruck, wie Sie vielleicht schon selbst bemerkt haben, bei der Messung durch den Arzt höher ausfallen als bei den Eigenmessungen. Dieses Phänomen ist bekannt und muss berücksichtigt werden (siehe auch Seite 22). Die oben ge-

> **!**
> Auch wenn lediglich einer der beiden Blutdruckwerte erhöht ist, besteht ein Bluthochdruck mit den entsprechenden möglichen Spätfolgen.

!

Für die Blutdruckselbstmessung gelten 135/85 mmHg als Obergrenze.

nannten Blutdruckwerte gelten für die Messung durch den Arzt. Die selbst bestimmten Werte fallen häufig niedriger aus. Gründe dafür können u. a. eine gewisse Anspannung beim Arzt sein, aber auch die Situation der Messungen, da man zu Hause häufiger dann misst, wenn man zur Ruhe gekommen ist. Letztendlich ist dies eine Erfahrungstatsache, die in vielen Vergleichsmessungen bestätigt wird.

Interessanterweise fallen die Unterschiede in den Werten zwischen Praxis- und Selbstmessung bei Personen mit Bluthochdruck oft höher aus als bei Personen mit normalem Blutdruck, bei denen häufiger kaum Unterschiede festzustellen sind.

Daher werden die von Ihnen selbst gemessenen Werte zumeist niedriger ausfallen als die beim Arzt gemessenen. In Zweifelsfällen, vor allem, wenn zwischen den Messungen in der Arztpraxis und den Selbstmessungen große Unterschiede bestehen, kann mittels einer Langzeit-Blutdruckmessung Klarheit geschaffen werden. Dabei wird der Blutdruck über etwa einen Tag automatisch, in regelmäßigen Abständen durch ein tragbares Gerät gemessen. Diese Untersuchungsmethode wird in einem späteren Kapitel genauer erläutert. Der Arzt kann sich aufgrund der vielen gemessenen Blutdruckwerte einen sehr genauen Überblick über den Verlauf des Blutdrucks verschaffen und erhält natürlich viel mehr Informationen, als einige wenige Einzelmessungen liefern können.

Der obere Grenzwert für den Mittelwert aus allen bei der Langzeit-Blutdruckmessung gewonnenen Werten liegt mit 130/80 mmHg unter dem Normwert, der für die Praxismessung beim Arzt gilt. Diese Normwerte wurden bei großen Personenzahlen festgestellt und stellen daher eine wichtige Grundlage für die Bewertung der Langzeitmessung dar.

Allgemein ist der Blutdruck eine sehr wechselnde Größe. Das kennen Sie, wenn Sie häufiger Ihren Blutdruck selbst messen. Bereits geringere körperliche Belastungen, Aufregung und überhaupt alles, was uns etwas in Aktivität versetzt, steigern den Blutdruck. Der Blutdruck ist so variabel, dass wir meistens schon etwas unterschiedliche Blutdruckwerte messen, wenn wir in Abstand von wenigen Minuten unseren Blutdruck bestimmen. Oft sind Patienten überrascht, dass ihr Blutdruck so unterschiedlich ausfällt. Im Unterschied zu Personen mit normalem Blutdruck, schwankt der Blutdruck bei Bluthochdruckpatienten stärker.

!

Gelegentliche normale Blutdruckwerte schließen einen Bluthochdruck nicht aus!

Das heißt auch, dass Menschen mit Bluthochdruck durchaus auch manchmal normale Werte aufweisen können, allerdings häufiger erhöhte Werte. Wichtig zu wissen ist deshalb, dass der Blutdruck stärkeren Schwankungen unterliegt, was auch die Aussagekraft eines einzelnen Wertes relativiert. Es gehört daher einige Erfahrung, um vor allem in Grenzfällen einen Bluthochdruck zu diagnostizieren. Je mehr Werte eines Patienten dem Arzt zur Verfügung stehen, umso besser kann er die Diagnose stellen. Die von Ihnen zu Hause gemessenen Werte sind dabei eine äußerst wertvolle Hilfe.

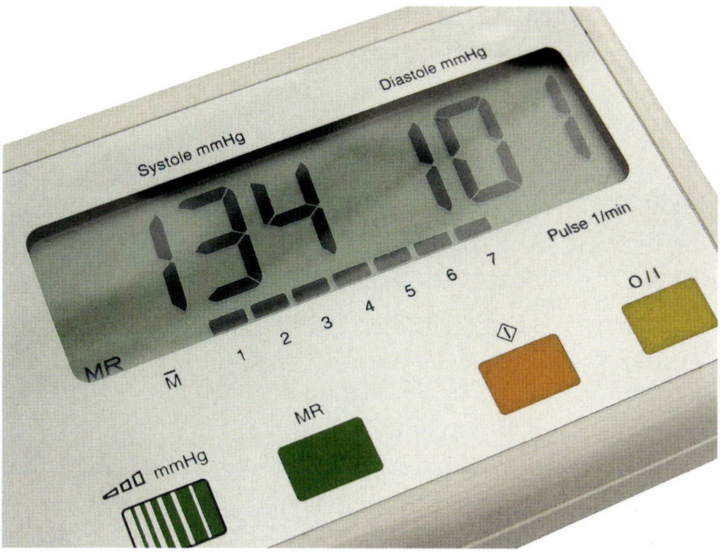

Ist der diastolische Wert über 100 mmHg angestiegen, spricht man bereits von einer mittelschweren Hypertonie.

!

Bereits die Anspannung beim Arztbesuch kann den Blutdruck deutlich erhöhen. Im Zweifel bringt die Langzeitblutdruckmessung Klarheit.

Weißkittel-Hochdruck und maskierter Bluthochdruck

Bei einigen Patienten steigt der Blutdruck beim Messen durch den Arzt deutlich höher an als üblich. Diese Personen haben manchmal einen normalen Blutdruck und nur beim Messen in der Arztpraxis erhöhte Werte. Man spricht von einem sogenannten Weißkittel-Bluthochdruck. Dieser lässt sich gut mittels einer ambulanten Langzeit-Blutdruckmessung von einem eigentlichen Bluthochdruck unterscheiden. Natürlich muss ein Bluthochdruck, der nur in der Praxis auftritt, bei sonst normalen Blutdruckwerten nicht behandelt werden.

Aber auch der gegensätzliche Fall kommt gelegentlich vor, dass Personen mit einem Bluthochdruck beim Arzt normale Blutdruckwerte aufweisen, bei den Selbstmessungen und in der 24-Stunden-Blutdruckmessung aber erhöhte Werte vorliegen. Einer Studie zufolge (SHEAF) sind etwa neun Prozent aller Personen von dieser Art des Bluthochdrucks, dem sogenannten maskierten Bluthochdruck, betroffen. Insbesondere, aber nicht ausschließlich bei Personen mit Diabetes mellitus (Zuckerkrankheit) wurde ein maskierter Bluthochdruck festgestellt. Menschen mit einer solchen Bluthochdruckform weisen das gleiche Risiko auf wie Personen mit einem herkömmlichen Bluthochdruck, können aber freilich eher unerkannt bleiben. Wenn also die Selbstmessungen höher ausfallen als die Blutdruckwerte beim Hausarzt, wäre dies ein Hinweis auf einen maskierten Bluthochdruck und sollte mittels einer Langzeit-Blutdruckmessung weiter geklärt werden.

Der Blutdruck unter Belastung

Der Blutdruck passt sich unseren Erfordernissen normalerweise optimal an. Bei körperlicher Belastung wird in der arbeitenden Muskulatur eine deutlich höhere Durchblutung benötigt, die mittels eines Blutdruckanstiegs und einer höheren Herzfrequenz (Puls) erreicht wird.

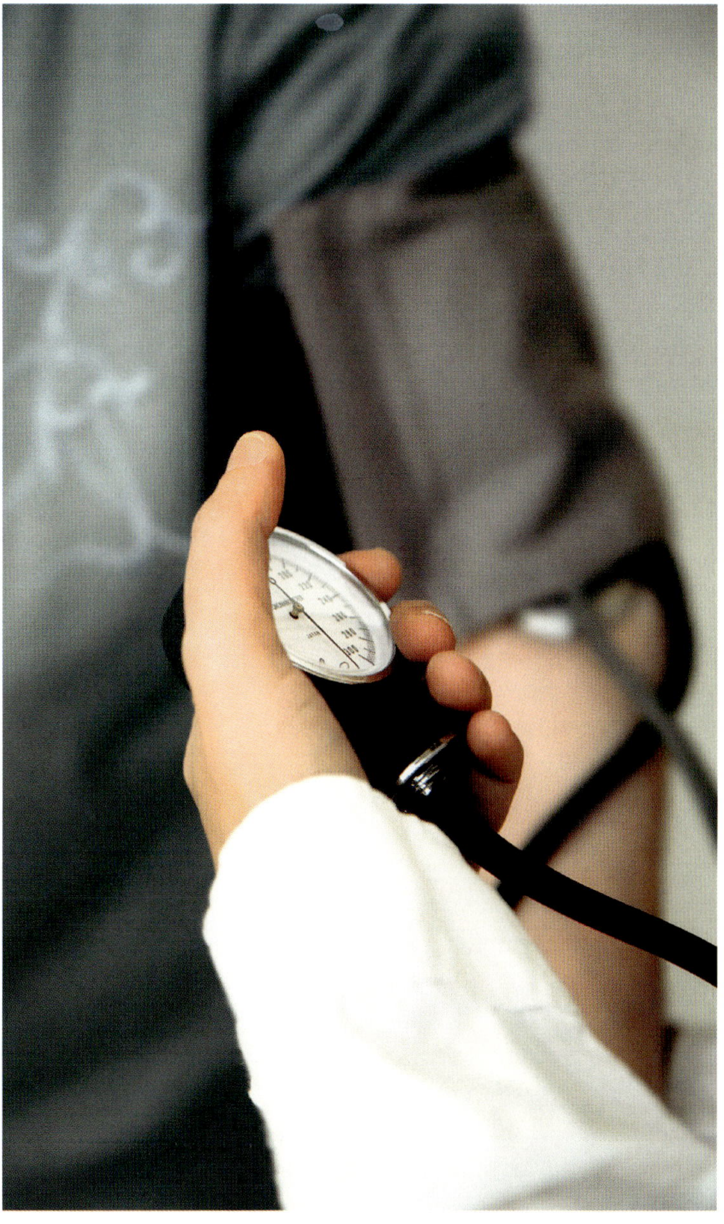

Wenn bei einigen Patienten der Blutdruck beim Messen durch den Arzt deutlich höher ansteigt als üblich, spricht man vom sogenannten Weißkittel-Bluthochdruck.

!

Beim Bluthochdruck steigt unter Belastung der Blutdruck oft überschießend an.

Auch bei Aufregung und Anspannung wird unser Körper auf Aktivität vorbereitet, indem ebenfalls der Blutdruck ansteigt. Diese Anpassungsmechanismen sind sehr sinnvoll und versetzen uns erst in die Lage, uns körperlich zu belasten. Auch bei psychischer Belastung, wie einer Prüfung, kann auf diese Weise im optimalen Fall unsere Konzentration und Aufmerksamkeit gesteigert werden.

Wie die meisten Funktionen unseres Körpers ist dieser Blutdruckanstieg bei Aufregung oder Angst in früheren Zeiten, im Laufe derer sich unser Organismus entwickelt hat, für unsere Ahnen (über-)lebenswichtig gewesen. Wurden in Vorzeiten Menschen angegriffen, versetzte diese Aufregung zusammen mit einem Anstieg des Blutdrucks, einer Beschleunigung der Atmung und vielen weiteren Änderungen der Körperfunktionen sie in die Lage, ihre Kräfte zu mobilisieren, um sich zur Wehr zu setzen oder aber möglichst schnell zu fliehen. Unsere Lebensumstände sind heutzutage anders, sodass diese Mechanismen oft nicht mehr angemessen sind, uns aber dennoch begleiten.

!

Bei Personen mit normalem Ruheblutdruck kann ein erhöhter Belastungsblutdruck einen Hinweis auf einen sich später entwickelnden Bluthochdruck liefern.

Der Blutdruckanstieg bei Belastung fällt allerdings bei Bluthochdruckpatienten höher aus als im Normalfall. Daher kann auch das Belastungs-EKG zur Beurteilung des Blutdrucks herangezogen werden. Als erhöht gilt ein Blutdruck über 200/100 mmHg bei 100 Watt Belastung für 20- bis 50-Jährige. Für 50- bis 70-Jährige steigt der Blutdruck bei 100 Watt pro zehn Jahre um 10 mmHg systolisch und 5 mmHg diastolisch. Das heißt im Klartext, dass bei einem 60-Jährigen ein Blutdruckwert von 210/105 mmHg bei 100 Watt Belastung die Obergrenze des Normalen darstellt. Falls keine 100 Watt erreicht werden, kann der Blutdruck bei 75 Watt herangezogen werden, der auf dieser Belastungsstufe bis 185/100 mmHg als normal gilt. Bei Personen mit normalem Ruheblutdruck kann ein erhöhter Belastungsblutdruck einen Hinweis auf einen sich möglicherweise im späteren Leben einstellenden Bluthochdruck liefern. In diesen Fällen kann mit

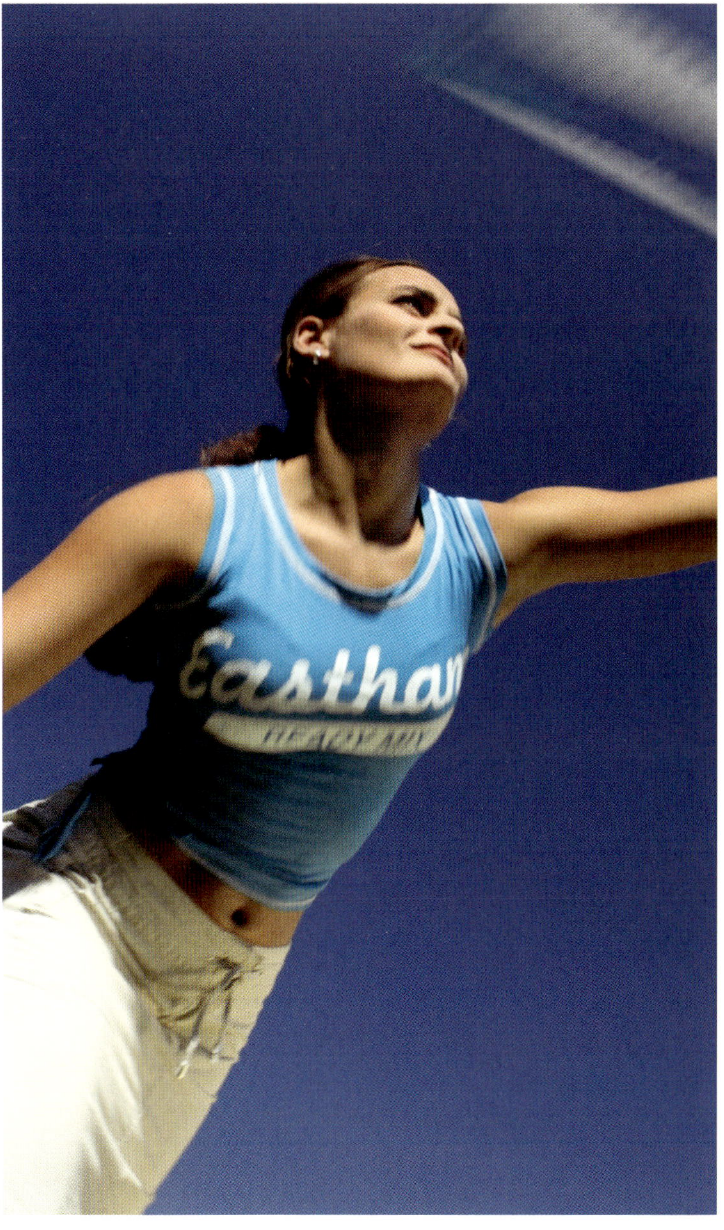

Bei körperlicher Belastung wird in der arbeitenden Muskulatur eine deutlich höhere Durchblutung benötigt, die mittels eines Blutdruckanstiegs und einer höheren Herzfrequenz (Puls) erreicht wird.

nicht-medikamentösen Maßnahmen dem Bluthochdruck vorgebeugt werden.

Der Blutdruckverlauf während einer Ergometrie (Belastungs-EKG) liefert wichtige Zusatzinformationen und sollte auch vor Beginn eines körperlichen Trainings durchgeführt werden, um exzessive Blutdruckanstiege bei körperlicher Belastung festzustellen und die Belastung so zu dosieren, dass keine Gefährdung durch solche Blutdruckanstiege auftritt.

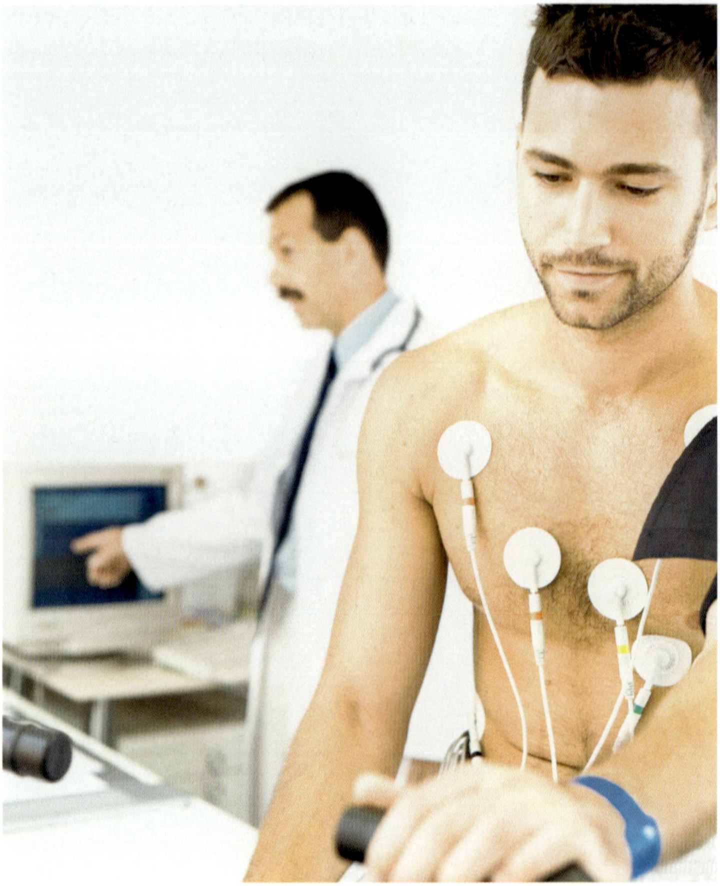

Ein sogenanntes Belastungs-EKG kann wichtige Hinweise auf einen sich entwickelnden Bluthochdruck liefern, dem man dann gut mit nicht-medikamentösen Maßnahmen vorbeugen kann.

Wann ein erhöhter Blutdruck behandelt werden muss

Sicherlich ist für jeden Menschen ein möglichst optimaler Blutdruck vor allem im Hinblick auf Spätschäden von Vorteil. Daher kann spätestens bei hoch-normalen Blutdruckwerten von 130 bis 139 mmHg zu 85 bis 89 mmHg die Empfehlung ausgesprochen werden, den Blutdruck durch nicht-medikamentöse Maßnahmen zu normalisieren. Selbstverständlich sind nicht-medikamentöse Maßnahmen, gegebenenfalls zusätzlich zu Medikamenten, auch bei allen anderen Formen des Bluthochdrucks wirksam und zu empfehlen. Das geringste Gesundheitsrisiko tragen – das zeigen große Beobachtungsstudien – Menschen mit Blutdruckwerten unterhalb von 120/80 mmHg.

!

Bereits bei Werten über 130/85 mmHg lohnt es sich, aktiv zu werden!

Wann Medikamente zusätzlich zu den in diesem Buch behandelten Maßnahmen notwendig sind, hängt neben der Höhe des Blutdrucks auch von den weiteren Risikofaktoren ab. Denn je mehr Risikofaktoren vorliegen, umso gefährlicher wird es. Dies bedeutet, dass dann der Bluthochdruck noch früher und noch intensiver behandelt werden muss, um dieses extrem hohe Risiko zu verringern. Zu den beeinflussbaren Risikofaktoren, welche die Wahrscheinlichkeit schwerer Herz-Kreislauf-Erkrankungen steigern, gehören neben Bluthochdruck ein erhöhter Cholesterinspiegel, Rauchen und die Zuckerkrankheit (Diabetes mellitus).

Hauptrisikofaktoren für Herz-Kreislauf-Erkrankungen

- Bluthochdruck
- erhöhter Cholesterinspiegel
- Rauchen
- Zuckerkrankheit (Diabetes mellitus)

Außerdem zählen die folgenden nichtbeeinflussbaren Risikofaktoren dazu:

- Alter über 55 Jahre bei Männern und über 65 Jahre bei Frauen,
- Herzinfarkte und Schlaganfälle bei Verwandten ersten Grades.

!

Ein Bauchumfang über 102 cm bei Männern und über 88 cm bei Frauen erhöht das Risiko für Herzinfarkte und Schlaganfälle.

Neuere Leitlinien berücksichtigen zusätzlich zu diesen Risikofaktoren noch Übergewicht mit erhöhtem Bauchumfang (bei Männern über 102 Zentimeter, bei Frauen über 88 Zentimeter) und auch einen weiteren Blutwert, das sogenannte C-reaktive Protein.

Weitere Risikofaktoren, die zwar nicht wie die oben genannten für die Einleitung einer Blutdruckbehandlung ausschlaggebend sind, aber dennoch möglichst beseitigt werden sollten, sind Übergewicht allgemein und Bewegungsmangel. Darüber hinaus sind Risikofaktoren, wie das Lipoprotein a, ein erhöhter Homocysteinspiegel u. a., Gegenstand aktueller Forschung. Ob sich aus diesen Risikofaktoren irgendwann gesicherte Behandlungsrichtlinien ergeben, muss abgewartet werden.

Je mehr Risikofaktoren zusätzlich zum Bluthochdruck bestehen, umso höher auch das Risiko, eine schwere Herz-Kreislauf-Erkrankung (z. B. Schlaganfall, Herzinfarkt) zu entwickeln. Bei Personen, die mehrere Risikofaktoren aufweisen, wird ein Bluthochdruck daher bereits früher behandelt werden als bei Personen, die keine weiteren Risikofaktoren aufweisen. In jedem Fall aber sollten der Blutdruck regelmäßig selbst kontrolliert sowie nicht-medikamentöse Maßnahmen eingeleitet werden.

!

Spätestens bei Blutdruckwerten über 140 mmHg systolisch oder über 90 mmHg diastolisch ist eine Behandlung erforderlich.

Dabei kann der behandelnde Arzt, so wie es die aktuellen Empfehlungen der Fachgesellschaften vorsehen, bei mäßig erhöhten Blutdruckwerten, besonders in den Bereichen von 140 bis 159 mmHg systolisch oder 90 bis 99 mmHg diastolisch, zunächst für etwa drei Monate nicht-medikamentöse Ansätze unter regelmäßigen Kontrollen empfehlen, um den Blutdruck zu senken. Nach dieser Zeit wird dann entschieden, ob eine ausreichende Blutdrucksenkung gelungen ist oder nicht, um in letzterem Fall zumeist eine medikamentöse Therapie zu beginnen. Bei konsequenter Nutzung der nicht-medikamentösen Maßnahmen wird es jedoch meistens gelingen, den Blutdruck auch ohne Medikamente ausreichend zu senken.

Die Blutdruckgrenzen gelten für jedes Lebensalter. Längst überholt ist die früher gängige Faustregel „100 mmHg plus Lebensalter" für den systolischen Blutdruck. Leider hat sich diese Faustregel recht hartnäckig gehalten und wird verschiedentlich auch heute noch benutzt. Ein Blutdruck von systolisch 160 mmHg ist für einen 60-Jährigen natürlich viel zu hoch, genauso wie 170 mmHg systolisch bei einem 70-Jährigen.

Liegen drei oder mehr zusätzliche Risikofaktoren vor, wird bereits bei Blutdruckwerten von 130 bis 139 mmHg systolisch und

!

Bei Blutdruckwerten von 140 bis 159 mmHg sind in vielen Fällen zunächst für drei Monate nicht-medikamentöse Ansätze unter Kontrolle zu empfehlen.

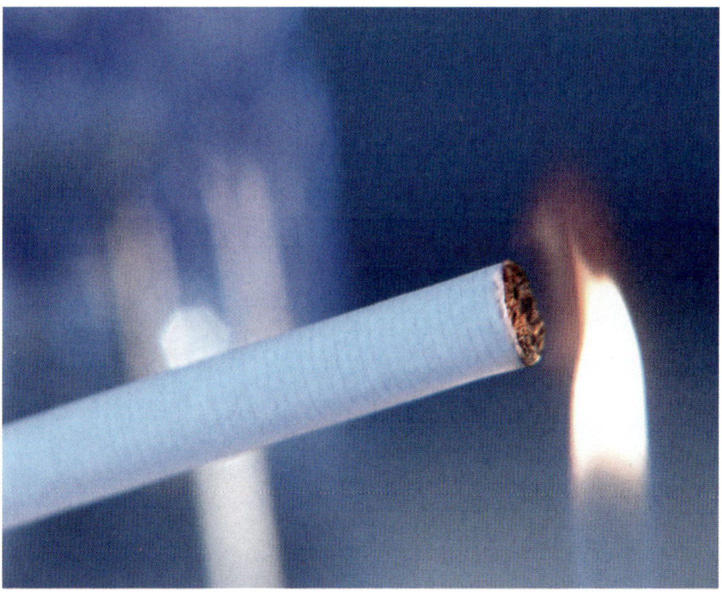

Rauchen ist ein immenser Risikofaktor für Bluthochdruck. Gerade Menschen mit einem bekannten Bluthochdruck sollten sich dessen bewusst sein.

!

Organschäden zeigen, dass der hohe Blutdruck bereits deutlich negative Spuren hinterlassen hat.

85 bis 89 mmHg diastolisch eine medikamentöse Therapie empfohlen. Ebenso wenn ein Diabetes mellitus oder bereits Organschäden vorliegen. Unter Organschäden versteht man bestimmte Veränderungen, die der hohe Blutdruck an verschiedenen Organen bereits erzeugt hat, wie eine (beginnende) Störung der Nierenfunktion, die sich in einer Erhöhung bestimmter Blutwerte oder einer Eiweißausscheidung im Urin zeigen kann, oder eine Verdickung des Herzmuskels. In der Regel entstehen solche Organschäden, wenn ein hoher Blutdruck längere Zeit nicht ausreichend behandelt oder unerkannt war. Das Vorliegen dieser Organschäden zeigt, dass der hohe Blutdruck bereits deutliche negative Spuren hinterlassen hat, sodass sehr konsequent eine Normalisierung des Blutdrucks anzustreben ist, um einem weiteren Fortschreiten der Schädigungen entgegenzuwirken.

Grundsätzlich sollte der Arzt zusammen mit dem Betroffenen über die Behandlung unter Berücksichtigung aller sonstigen Umstände entscheiden. In jedem Fall stellen nicht-medikamentöse Maßnahmen die Basis jeder Blutdruckbehandlung dar. Auch bei hoch-normalem Blutdruck, wenn der Arzt aufgrund der individuellen Umstände noch keine Medikamente für erforderlich hält, tragen diese nicht-medikamentösen Maßnahmen dazu bei, dem Auftreten einer Bluthochdruckerkrankung entgegenzuwirken und das individuelle Krankheitsrisiko spürbar zu senken.

Die Ziel-Blutdruckwerte

Die Bluthochdruckbehandlung hat eine weitgehende Normalisierung der erhöhten Blutdruckwerte zum Ziel, denn wie schon erwähnt, sind bereits Blutdruckwerte oberhalb des optimalen Bereichs von 120/80 mmHg mit einer gewissen Risikosteigerung für Herz und Gefäße verbunden. Der Zielbereich für die meisten Patienten liegt bei Werten unterhalb von 140/90 mmHg. Liegt bei Ihnen zusätzlich ein Diabetes mellitus vor, sollte der Blutdruck unter 130/80 mmHg liegen.

Ziel-Blutdruck:	< 140/90 mmHg
Bei Zuckerkrankheit:	< 130/80 mmHg

Liegt zusätzlich eine Nierenerkrankung vor, werden niedrigere Zielwerte, 125/75 mmHg, angestrebt. Wie diese Werte erreicht werden ist von Patient zu Patient verschieden. Dabei können die hier beschriebenen nichtmedikamentöse Maßnahmen ausreichen oder, wenn Medikamente erforderlich werden, auch Kombinationen aus mehreren Blutdrucksenkern notwendig sein. Rund zwei Drittel aller Blutdruckpatienten, die Medikamente erhalten, benötigen eine Kombinationsbehandlung aus zwei oder mehr Blutdruckmedikamenten (wie die ASCOT-Studie belegt). Wesentlich für den dauerhaften Erhalt Ihrer Gesundheit ist, dass die vorab genannten Zielwerte erreicht werden. Diese Zielwerte beziehen sich auf die Praxismessung, die um fünf bis zehn mmHg höher liegen können als die Eigenmessungen oder die 24-Stunden-Blutdruckmessung (siehe auch Seite 22).

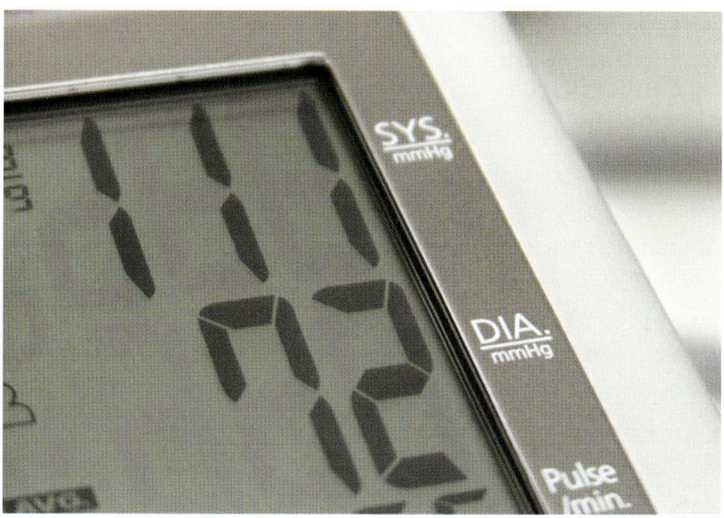

Liegt zusätzlich eine Nierenerkrankung vor, werden niedrigere Zielwerte, 125/75 mmHg, angestrebt.

Welche Beschwerden verursacht der Bluthochdruck?

Tückischerweise kann auch ein deutlicher Bluthochdruck keine spezielle Beschwerden verursachen, weshalb eine Bluthochdruckerkrankung nicht selten erst sehr spät erkannt wird.

!

Frühwarnzeichen fehlen meistens beim Bluthochdruck.

Da zuverlässige Frühwarnzeichen fehlen, lässt sich ein erhöhter Blutdruck letztlich nur durch regelmäßige Messungen frühzeitig feststellen. Ebenso kann die richtige Einstellung des Blutdrucks nur durch regelmäßige Kontrollen überprüft werden. Auch hier kann man sich nicht darauf verlassen, dass der Blutdruck schon in Ordnung sein wird, weil es einem gut geht. Würde sich der Bluthochdruck durch Schmerzen oder andere starke Beschwerden äußern, hätten wir sicherlich deutlich weniger Schlaganfälle, Herzinfarkte und andere schwere Folgeschäden zu beklagen. Daher kann nicht oft genug betont werden, dass ein erhöhter Blutdruck, auch wenn er keine Beschwerden hervorruft, unbehandelt zu katastrophalen Folgen führen kann und deshalb konsequent in die Zielbereiche (siehe Seite 30) abgesenkt werden muss.

Wenn Beschwerden auftreten, werden gelegentlich Kopfschmerzen und Druckgefühl am Kopf, Nasenbluten, Kopfröte, Schwindel und innere Unruhe sowie Druck in der Brust geäußert, die vor allem bei sehr hohen Werten auftreten können, aber auch an einen Herzinfarkt oder eine Angina pectoris bei Verengungen der Herzkranzgefäße denken lassen müssen. Atemnot kann gelegentlich, vor allem bei höheren Werten, auftreten.

Andere zugrundeliegende Erkrankungen, die zusätzlich zum Bluthochdruck vorliegen können, sind bei diesen Symptomen selbstverständlich vom Arzt auszuschließen.

Sehr viele Personen mit erhöhtem Blutdruck verspüren keine Beschwerden und fühlen sich oft sogar recht wohl. Anders als bei anderen Krankheiten zielt die Behandlung des Bluthochdrucks nicht in erster Linie auf die Beseitigung von Beschwerden, sondern darauf ab, schwere Folgeerkrankungen zu vermeiden.

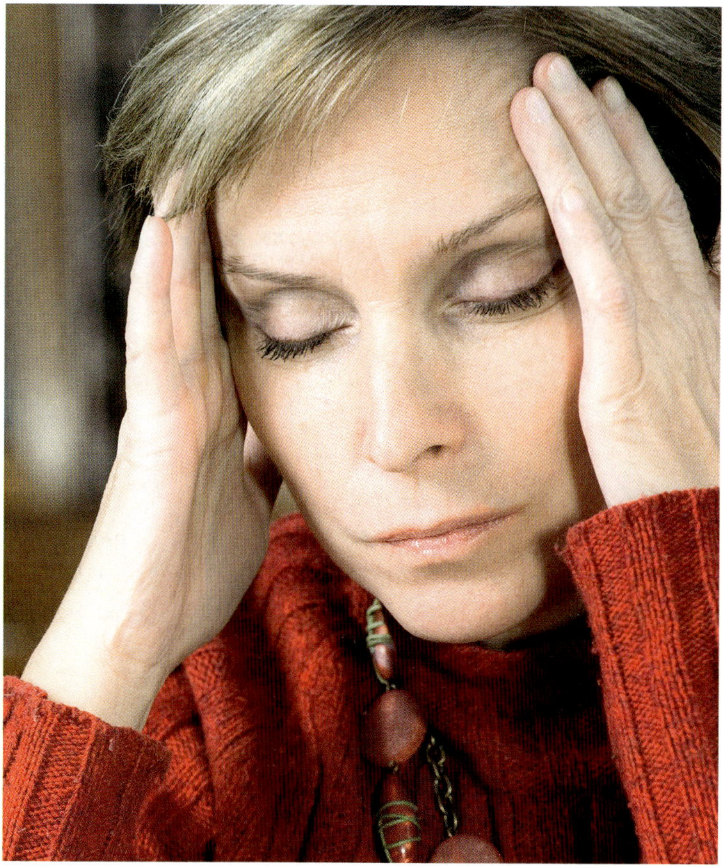

Heftiger Kopfschmerz und Kopfdruck zählen zu den möglichen Symptomen eines Bluthochdrucks und sollten auf jeden Fall untersucht werden.

Der Blutdruck im Tagesverlauf

Der Blutdruck ist, wie wir schon gesehen haben, keine konstante Größe, sondern unterliegt ständigen Schwankungen. Bereits geringe Änderungen, wie Wechsel der Körperlage vom Sitzen zum Stehen, ein anregendes Gespräch, leichte körperliche Betätigung u. Ä. ziehen eine Erhöhung des Blutdrucks nach sich. Auch tageszeitabhängige Blutdruckschwankungen sind normal und dürfen nicht zu Fehlinterpretationen führen.

Die höchsten Blutdruckwerte werden meistens morgens nach dem Aufwachen gemessen. Gegen Mittag sinkt der Blutdruck häufig etwas ab und erreicht gegen 19 Uhr oft einen kleineren Gipfel. In der Nacht sinken die Blutdruckwerte normalerweise deutlich um zehn bis 20 Prozent ab. Fehlt dieses sogenannte „dipping" in der Blutdruck-Langzeitmessung, kann dies ein Hinweis auf eine fortgeschrittene Hochdruckerkrankung aufgrund eines über längere Zeit schlecht eingestellten Bluthochdrucks sein. Auch bei den relativ seltenen Fällen, in denen eine andere Erkrankung zum Bluthochdruck führt, fehlt oft dieses „dipping", sodass dieser Befund stets der ärztlichen Klärung bedarf.

Befund einer Langzeitblutdruck-messung

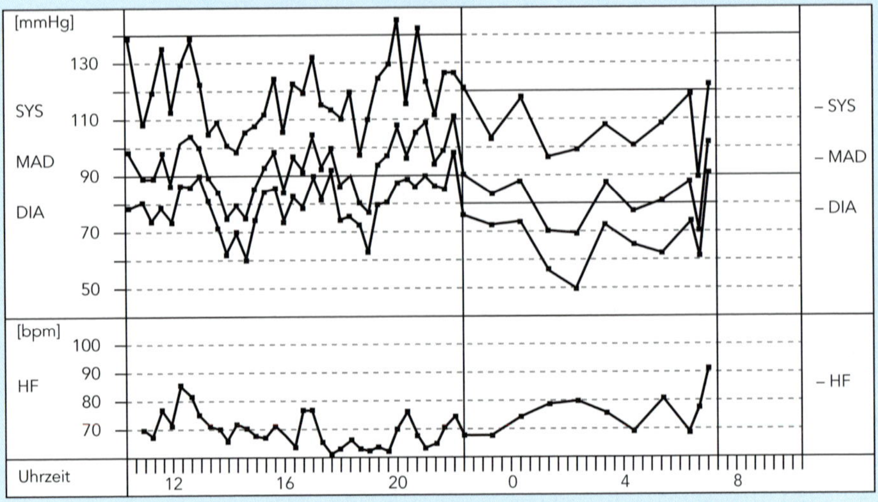

Die oberste Kurve zeigt den systolischen (oberen) Blutdruck (SYS), die 2. Kurve den mittleren Blutdruck (MAD) und die 3. Kurve den diastolischen Blutdruck (DIA). Die unterste Kurve stellt den Puls (HF) dar. Man beachte die starken Schwankungen der Blutdrucks im Tagesverlauf und den (normalen) Blutdruckabfall in der Nacht.

Auch die nächtlichen Blutdruckwerte sollten möglichst normalisiert werden. Dies kann am besten mittels der Blutdrucklangzeitmessung überprüft werden.

!

Fällt der Blutdruck nachts nicht ab, sollte eine gründliche medizinische Untersuchung der Ursachen erfolgen.

Ursachen des Bluthochdrucks

Die meisten Patienten, bei denen ein Bluthochdruck festgestellt wird, fragen nach der Ursache und rechnen mit einer einfachen, gut nachvollziehbaren Antwort. Tatsächlich sind die Verhältnisse beim Bluthochdruck komplizierter, und es ist heute klar, dass mehrere Faktoren zur Entwicklung eines Bluthochdrucks beitragen. Dazu gehören Übergewicht, ungesunde Ernährung, Bewegungsmangel sowie vermehrter Kochsalzverbrauch, an denen dieses Programm ansetzt.

Zusätzlich spielt die individuelle Veranlagung, die in den Genen festgelegt ist, eine Rolle, sodass einige Menschen viel eher einen Bluthochdruck entwickeln als andere, auch wenn dieselben Risikofaktoren vorliegen. Nicht selten liegen Häufungen von Bluthochdruck, auch in jüngeren Jahren, in der Familie vor.

Man spricht beim Bluthochdruck von einer multifaktoriellen Erkrankung, zu der mehrere Faktoren geführt haben. In 90 bis 95 Prozent der Fälle lässt sich nach gründlicher Untersuchung keine weitere Erkrankung als Ursache für den Bluthochdruck feststellen. Man spricht daher von einem eigenständigen, in der Fachsprache „essenziellen“ Bluthochdruck.

!

In über 90 % der Fälle hat der Bluthochdruck keine weitere Grunderkrankung als Ursache.

Eine eigentliche Ursache lässt sich lediglich in den verbleibenden fünf bis zehn Prozent nachweisen. Gelegentlich kann der Arzt bereits im Gespräch und bei der anschließenden Grunduntersuchung Hinweise auf eine solche Ursache finden und diesen gezielt nachgehen. Ob und welche Untersuchungen zusätzlich zu den Routineuntersuchungen im Einzelfall erforderlich sind, hängt von den Befunden beim Arztgespräch, bei der körperlichen Untersuchung und den Routineuntersuchungen ab.

Mögliche, wenn auch seltene Ursachen eines Bluthochdrucks können
- Nierenerkrankungen,
- Nierenarterienverengungen,
- Störungen der Nebennieren

u. a. sein.

Diese und weitere Erkrankungen sind jedoch zusammengenommen nicht einmal für zehn Prozent der Bluthochdruckfälle verantwortlich.

Wenn ein Schnarchen mit Atempausen im Schlaf vorliegt, wovon oft der Partner berichtet, sollte an ein sogenanntes Schlafapnoe-Syndrom gedacht werden, bei dem es zu häufigen Atemaussetzern im Schlaf kommt. Dieses kann außer zu hohem Blutdruck oft auch zu Müdigkeit und Schläfrigkeit tagsüber führen. Nächtliche Atempausen können bei dieser häufigen Erkrankung 30-mal jede Stunde und sogar deutlich häufiger auftreten. Da die Sauerstoffversorgung des Organismus mit jeder Atempause absinkt, kommt es zu einer Aufwachreaktion (arousal), bei welcher der Schlaf jedes Mal unterbrochen wird. Wenn dies nun 30-mal pro Stunde oder häufiger auftritt, ist klar, dass der Schlaf wenig erholsam sein kann. Es treten außerdem viele weitere negative Folgen für den gesamten Organismus auf.

!

Nächtliche Atempausen können den Blutdruck steigen lassen und führen oft zu Tagesmüdigkeit.

Die Diagnose lässt sich mittels tragbarer Geräte, die zu Hause für eine Nacht getragen werden können (sogenannte Polygrafie), stellen. Wenn sich die Erkrankung bestätigt, wird im Schlaflabor eine ausführlichere Untersuchung vorgenommen. Die Behandlung erfolgt mittels eines kleinen Atemgerätes, das zum Schlafen benutzt wird. Nicht wenige Patienten fühlen sich nach Beginn der Behandlung wie neugeboren, und der Blutdruck bessert sich. Da oft auch ein Übergewicht vorliegt, hilft die Gewichtsreduktion sehr dabei, diese Störung zu bessern.

Auch bestimmte Medikamente können zu einem Blutdruckanstieg führen. Hierzu zählen bestimmte Schmerz- und Rheumamittel (sogenannte Nichtsteroidale Antiphlogistika), Cortison, Antidepressiva, aber auch die Pille (Kontrazeptiva). In einigen Fällen kann auf andere Medikamente gewechselt werden, die ggf. diese Nebenwirkung nicht haben. Im Fall der Pille kann Sie der Gynäkologe zu Alternativen beraten. In Fällen, wo ein Wechsel nicht möglich ist, erfolgt die Blutdruckbehandlung wie üblich mit den in diesem Buch beschriebenen Maßnahmen sowie erforderlichenfalls zusätzlich mit Medikamenten.

!

Auch Genussmittel (Lakritze, Alkohol) und bestimmte Medikamente (Cortison, Hormone) können den Blutdruck steigern.

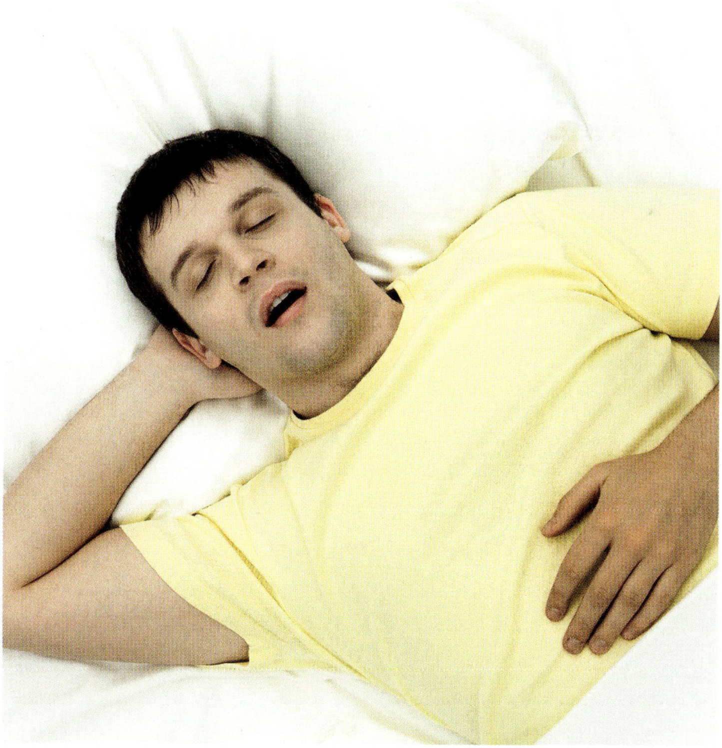

Beim sogenannten Schlafapnoe-Syndrom kommt es zu Atemaussetzern, in deren Folge ein Bluthochdruck auftreten kann.

Die Blutdruckselbstmessung

Regelmäßige Blutdruckselbstmessungen sollten für Bluthochdruckpatienten selbstverständlich sein, einerseits um Veränderungen, vor allem einen Anstieg, rechtzeitig festzustellen, andererseits um die Erfolge des hier beschriebenen Programms zu sehen und gegebenenfalls eine Anpassung der Medikation durch den behandelnden Arzt vornehmen zu lassen.

Langzeitblutdruckmessung eines Patienten mit Schlafapnoe-Syndrom

Schließlich sind die selbst gemessenen Blutdruckwerte auch für den behandelnden Arzt eine äußerst wertvolle Hilfe, zumal es nicht selten Patienten gibt, die beim Hausarzt hohe Werte zeigen, nicht aber bei den Selbstmessungen und in der 24-Stunden-Blutdruckmessung. Dies wird, wie Sie schon erfahren haben, als

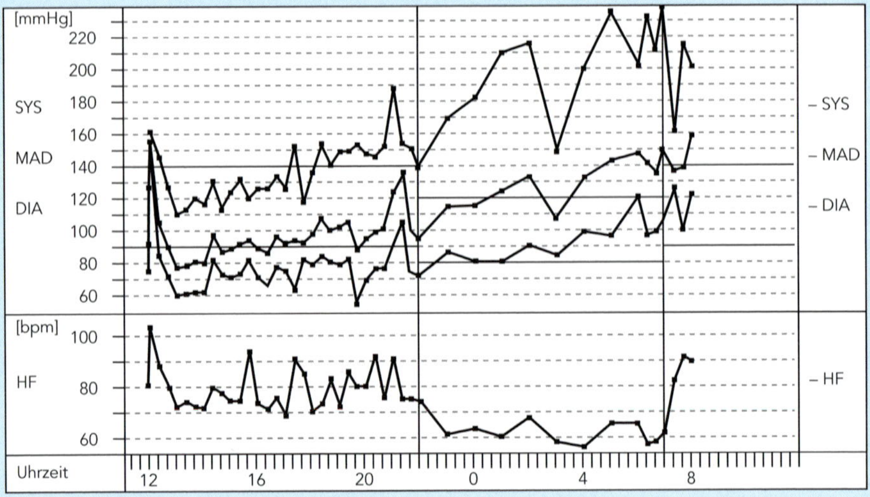

Krankhafter Blutdruckanstieg in der Nacht bei einem Patienten mit nächtlichen Atemaussetzern (Schlafapnoe-Syndrom). Die oberste Kurve zeigt den systolischen (oberen) Blutdruck (SYS), die 2. Kurve den mittleren (MAD), die 3. Kurve den diastolischen (unteren) Blutdruck (DIA) und die unterste Kurve den Puls (HF).

„Weißkittel-Hochdruck“ bezeichnet und ist gar nicht so selten anzutreffen. Die Eigenmessungen bilden daher die Grundlage für eine gute Blutdruckbehandlung. Alles, was Sie zur Selbstmessung wissen müssen, erfahren Sie nun im Folgenden.

!

Die Selbstmessung des Blutdrucks ist ein Grundpfeiler der erfolgreichen Behandlung.

Was bedeuten beim Blutdruckmessen die Abkürzungen RR und mmHg?

Häufiger wird für den Blutdruck die Abkürzung RR verwendet. Diese erinnert an den italienischen Arzt Riva-Rocci, der 1896 als Erster das Prinzip der Blutdruckmessung mittels einer Oberarmmanschette beschrieb. Wenn Sie also z. B. RR 130/80 mmHg sehen, bedeutet dies nichts anderes als ein Blutdruck von 130/80 mmHg nach Riva-Rocci.

Traditionell wird der Blutdruck in der Einheit mmHg, d. h. Millimeter Quecksilbersäule (gesprochen: „Millimeter h g“), angegeben. In einigen Ländern ist die Einheit kPa (Kilopaskal) für den Blutdruck üblich. Falls Sie diese Werte einmal umrechnen müssen, etwa im Ausland, gilt: Der Wert in mmHg wird mit 0,1333 multipliziert, um den kPa-Wert zu erhalten. Der kPA-Wert wird mit 7,501 multipliziert, um den mmHg-Wert zu erhalten. Ein Blutdruck von 120/80 mmHg entspricht also 16/10,6 kPa.

Das richtige Blutdruckmessgerät

Bei der Blutdruckmessung ist zunächst auf die richtige Breite der Blutdruckmanschette zu achten, da durch eine zu schmale Blutdruckmanschette der Blutdruck zu hoch, durch eine zu breite Blutdruckmanschette zu niedrig gemessen wird. Dies wird leider häufig nicht beachtet, und es resultieren nicht unerhebliche Fehlmessungen. Empfohlen werden bei einem Oberarmumfang von 24 bis 32 Zentimetern Manschetten der Größe 12 mal 24 Zentimeter (Breite mal Länge), bei Oberarmumfängen von 33 bis 41 Zentimetern eine Manschette von 15 mal 30 Zentimeter und bei einem Oberarmumfang von über 41 Zentimetern eine Man-

!

Zu kleine Blutdruckmanschetten liefern zu hohe, zu große Blutdruckmanschetten zu niedrige Blutdruckwerte.

schette von 18 mal 36 Zentimeter. Je nach Hersteller können diese Größen leicht abweichen.

AUFGABE 1

Messen Sie mit einem Maßband Ihren Oberarmumfang.
Falls Sie bereits ein Blutdruckmessgerät besitzen, bestimmen Sie Breite und Länge Ihrer Blutdruckmanschette. Entsprechen die Maße der Manschette Ihrem Oberarmumfang (Angaben siehe oben)? Wenn ja, prima. Wenn nicht, sollten Sie eine passende Manschette oder ein neues Gerät mit einer adäquaten Manschette besorgen.
Falls Sie ein neues Gerät benötigen, achten Sie bitte auf die richtigen Abmessungen der Blutdruckmanschette, da nur dann eine genaue Messung möglich ist.

Die Deutsche Hochdruckliga e. V. vergibt Prüfsiegel für Blutdruckmessgeräte, die sich aufgrund ihrer guten Messgenauigkeit für die Patientenselbstmessung eignen. Dass nicht alle Geräte auf dem Markt geeignet sind, zeigt sich daran, dass nur etwa jedes zweite getestete Gerät die Kriterien des Prüfsiegels erfüllt. Eine entsprechende Liste empfohlener Geräte findet sich im Internet unter www.hochdruckliga.info/gstext.htm. Da diese Seite regelmäßig aktualisiert wird, sei an dieser Stelle auf eine Wiedergabe der momentanen Empfehlungsliste verzichtet und auf diese Internet-Seite verwiesen. Falls Sie keine Möglichkeit haben, das Internet zu nutzen, können Ihnen Ihre Apotheke oder Ihr Händler weiterhelfen.

Bevor die vollautomatischen, oszillometrisch messenden Blutdruckmessgeräte auf den Markt kamen, musste der Blutdruck, ähnlich wie heute noch in vielen Praxen und Krankenhäusern üblich, mittels eines Stethoskops gemessen werden. Dabei werden die sogenannten korotkoffschen Geräusche beim Ablassen der Luft aus der Oberarmmanschette mit dem Stethoskop gehört und für die Blutdruckmessung verwendet. Bei Beginn der Geräusche bestimmt man den systolischen, beim Aufhören der Geräusche den diastolischen Blutdruckwert. Diese Methode bedarf ausreichender Übung und eines guten Gehörs, was sie für die Eigenmessung sehr störanfällig macht. Diese Geräte empfehle ich Ihnen deshalb nicht für Ihre Selbstmessungen. Inzwischen ist die Blutdruckselbstmessung mittel automatisch messender oszillometrischer Geräte sehr einfach geworden. Dabei werden geringe Druckschwankungen in der Manschette registriert und automatisch für die Messung herangezogen. Dennoch sind einige Grundsätze zu beachten, um eine genaue Messung zu gewährleisten.

!

Gute Blutdruckmessgeräte besitzen das Prüfsiegel der Deutschen Hochdruckliga (www.hochdruckliga.info/gstext.htm)

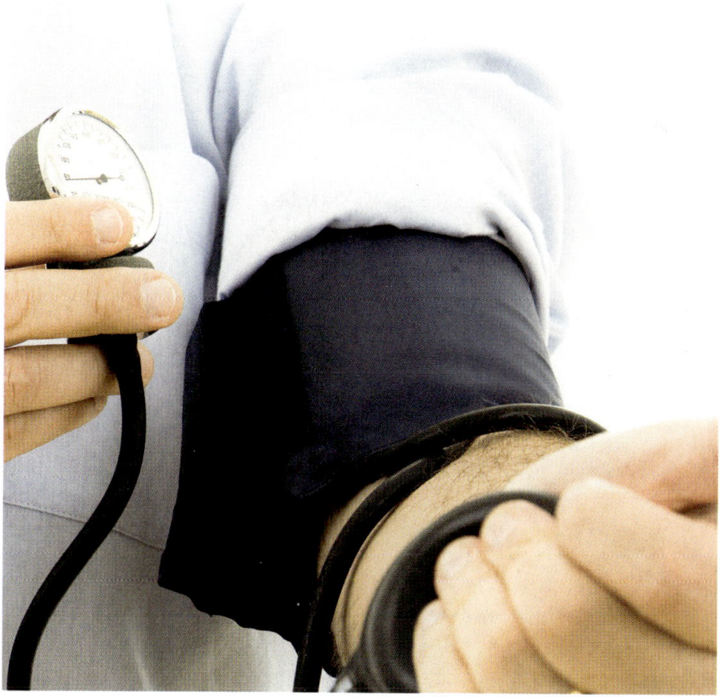

Die Größe der Blutdruckmanschette richtet sich nach dem Oberarmumfang.

!

Ist der Blutdruck an einem Arm höher als am anderen, wird immer am Arm mit den höheren Werten gemessen.

Auch wenn einige Handgelenkgeräte durchaus genaue Blutdruckwerte liefern und mehrere dieser Geräte von der Hochdruckliga das Gütesiegel erhalten haben, liegen mit der Oberarmmessung umfangreichere Erfahrungen vor, sodass ich Ihnen für die Selbstmessung eine Oberarmmanschette empfehle. Messgeräte für den Finger, die ebenfalls auf dem Markt sind, werden aufgrund der noch stärkeren Verzerrung der Blutdruckwerte durch Veränderungen der Pulskurve nicht empfohlen.

Viele aktuelle Geräte speichern eine größere Anzahl an Messungen, was die Dokumentation der Werte erleichtert. Für die Selbstmessung geeignete Blutdruckmessgeräte mit Prüfsiegel erhalten Sie bereits für etwa 50 bis 100 Euro.

AUFGABE 2

Besorgen Sie sich ein geeignetes Blutdruckmessgerät, das vollautomatisch (oszillometrisch) am Oberarm misst, das Prüfsiegel der Deutschen Hochdruckliga besitzt und die für Sie richtige Manschettengröße aufweist (siehe Seite 40).

Den Blutdruck richtig messen

Nun besitzen Sie ein Blutdruckmessgerät und haben sich mit der Bedienung vertraut gemacht, die in aller Regel sehr einfach ist. Bei den Messungen sind außerdem folgende Dinge zu beachten:

- Die Blutdruckmanschette sollte sich auf Herzhöhe befinden. Bei zu tiefer Lage wird ein zu hoher Blutdruckwert gemessen, bei zu hoher Lage ein falsch-niedriger Blutdruckwert. Bereits bei Lagerung der Messstelle zehn Zentimeter oberhalb des Herzens wird der Blutdruck um zehn mmHg systolisch und diastolisch um acht mmHg zu niedrig gemessen. Liegt die Messstelle zu tief, ergeben sich entsprechend falsch hohe Werte.

- Messen Sie im Sitzen nach etwa fünfminütiger Ruhe.
- Zwischen zwei Messungen sollte mindestens eine Minute Abstand liegen.
- Der Oberarm darf während der Messung nicht durch beengende Kleidung eingeschnürt werden.

Nehmen Sie Ihr Blutdruckmessgerät wenigstens einmal im Jahr zum Arzt mit und vergleichen in der Praxis den Wert Ihres Gerätes mit dem Wert, der mit dem geeichten Praxisgerät bestimmt wird, um eventuelle Fehlmessungen Ihres Gerätes oder eine Tendenz, z. B. zu falsch-niedrigen Werten, zu erkennen. Das Gerät sollte regelmäßig nach den Angaben des Herstellers geeicht werden, um dauerhaft genaue Messungen sicherzustellen.

!

Die Blutdruckmanschette sollte sich auf Herzhöhe befinden. Bei Handgelenkmessgeräten muss während der Messung ganz besonders die richtige Lage auf Herzhöhe beachtet werden.

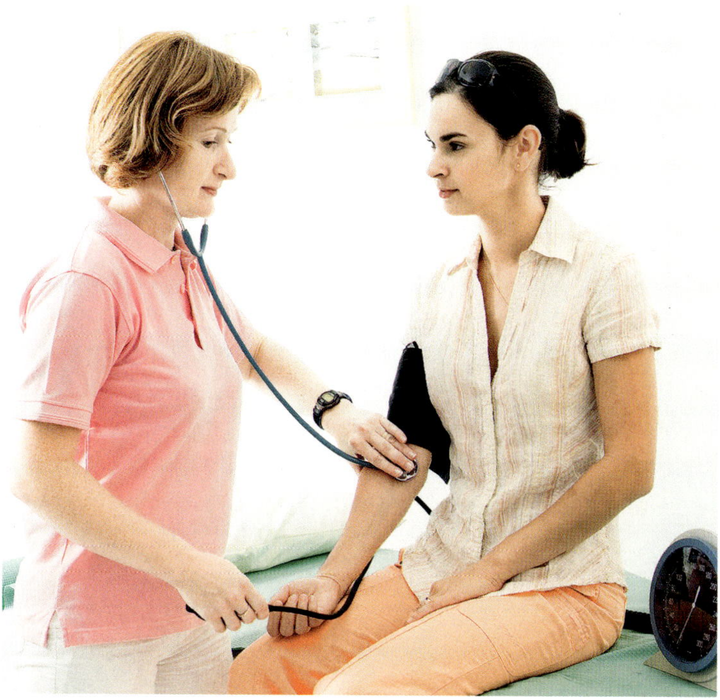

Die Blutdruckmanschette befindet sich bei der Messung ordnungsgemäß in Herzhöhe.

AUFGABE 3

Messen Sie zur Übung Ihren Blutdruck jetzt und tragen Sie den Wert hier ein, z. B. 130/80 mmHg.

_________ /_________ mmHg

Messen Sie jetzt bitte zum Vergleich den Blutdruck auch am anderen Arm, tragen den Wert hier ein und unterstreichen daneben die Seite, auf der die Messung erfolgte.

_________ /_________ mmHg (rechts/links)

Wenn bei Ihnen ein Blutdruckunterschied zwischen Ihrem linken und rechten Arm vorliegt, sollten Sie in Zukunft am Arm mit dem höheren Wert messen, da dieser den Blutdruck an den Körperorganen am genauesten widerspiegelt. Bei einem Unterschied über 20 mmHg systolisch oder 10 mmHg diastolisch ist eine Klärung durch den Arzt erforderlich, da z. B. eine Verengung der Schlagader, die zum Arm mit dem niedrigeren Wert führt, vorliegen kann.

!

Herzrhythmusstörungen stellen ein spezielles Problem dar.

Ein spezielles Problem stellen häufige Herzrhythmusstörungen, insbesondere das Vorhofflimmern für die Blutdruckmessung dar, weil hierbei der Blutdruck von Herzschlag zu Herzschlag deutlich variieren kann. Daher wird in diesen Fällen empfohlen, dreimal kurz nacheinander (die Pause von wenigstens einer Minute muss aber zwischen den Messungen eingehalten werden) den Blutdruck zu messen und den Mittelwert daraus zu bestimmen.

Wann und wie häufig der Blutdruck gemessen werden sollte

Messen Sie Ihren Blutdruck, während Sie dieses Programm durchführen, zweimal am Tag zu etwa gleichen Zeiten, um besser den Verlauf Ihres Blutdrucks und die Fortschritte zu erkennen. Später, nach Beendigung des Programms und wenn Ihre Blutdruckeinstellung gut ist, können Sie auf zwei Messungen pro Woche übergehen. Diese sollten Sie allerdings beibehalten, um eventuelle Veränderungen Ihres Blutdrucks rechtzeitig zu erkennen. Messen Sie bitte vor der Medikamenteneinnahme. Eine Möglichkeit ist die Messung morgens vor dem Frühstück und abends vor dem Abendbrot.

Frühmorgens werden häufig die höchsten Blutdruckwerte gemessen, da sich der Organismus auf die Tagesaktivität einstellt und der sogenannte Sympathikus – darunter versteht man den Bereich des Nervensystems, der den Körper auf Leistung und Belastung vorbereitet – aktiviert wird. Sein Gegenspieler ist der Parasympathikus, der Anteil des Nervensystems also, der den Organismus auf Erholung und Entspannung einstellt und in der Nacht im Normalfall für eine Senkung des Blutdrucks sorgt.

!

Die höchsten Blutdruckwerte werden meist morgens gemessen.

Das Verhalten Ihres Blutdruckes bei und nach sportlicher Betätigung ist dabei zu berücksichtigen, um Fehldeutungen der Blutdruckwerte zu vermeiden. Während körperlicher Belastung steigt der Blutdruck an, vor allem der systolische (obere) Wert. Dabei können auch bei blutdruckgesunden Menschen leicht Werte von 160 bis 200 mmHg erreicht werden. Dieser Blutdruckanstieg unter Belastung ist notwendig, um den höheren Sauerstoff- und Nährstoffbedarf der arbeitenden Muskulatur zu decken.

Der diastolische (untere) Wert bleibt bei Blutdruckgesunden unter Belastung weitgehend konstant, kann bei Menschen mit Bluthochdruck aber ebenfalls steigen. Nach der Belastung kommt es in der Regel zu einem Blutdruckabfall unterhalb der Blutdruck-

!

Blutdruckwerte unter Belastung sollten nicht für die Blutdruckverlaufskontrollen herangezogen werden.

werte, die vor der körperlichen Belastung bestanden. Dieser Blutdruckabfall, der bis zu 20/10 mmHg betragen und ein bis drei Stunden anhalten kann, hängt u. a. mit einer Gefäßweitstellung in der beanspruchten Muskulatur zusammen sowie mit einem erhöhten Tonus des parasympathischen Nervensystems, das den Organismus auf Erholung einstellt. Diese Blutdruckwerte nach Belastung sollten daher nicht für die Blutdruckverlaufskontrollen herangezogen werden, da sonst der Blutdruck zu niedrig eingeschätzt wird.

Beispiel für die Dokumentation Ihrer täglichen Blutdruckmessungen.

Die täglichen Blutdruckmessungen können Sie auf verschiedene Weise dokumentieren. Entweder notieren Sie neben dem jeweiligen Datum einfach die Werte oder Sie tragen die Werte in eine Grafik ein. Für beide Möglichkeiten finden Sie jeweils einen

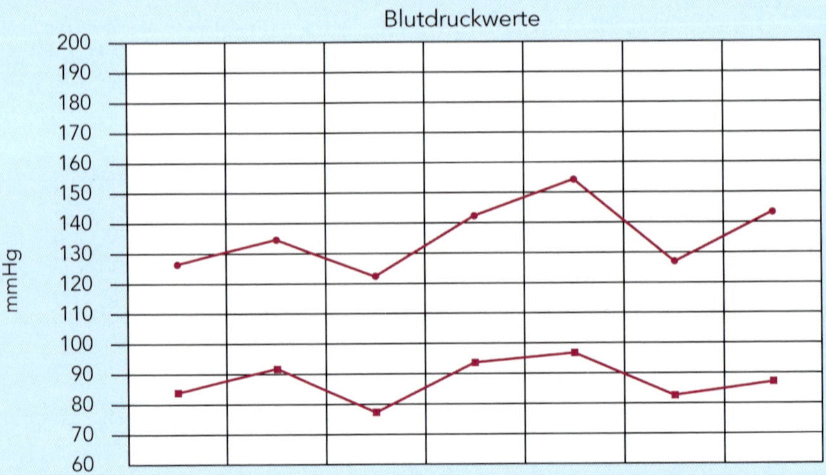

Datum	1. 7.	2. 7.	3. 7.	4. 7.	5. 7.	6. 7.	7. 7.
systolisch	126	134	122	141	154	126	143
diastolisch	84	91	78	94	96	82	87
Puls	72	66	69	79	84	63	78

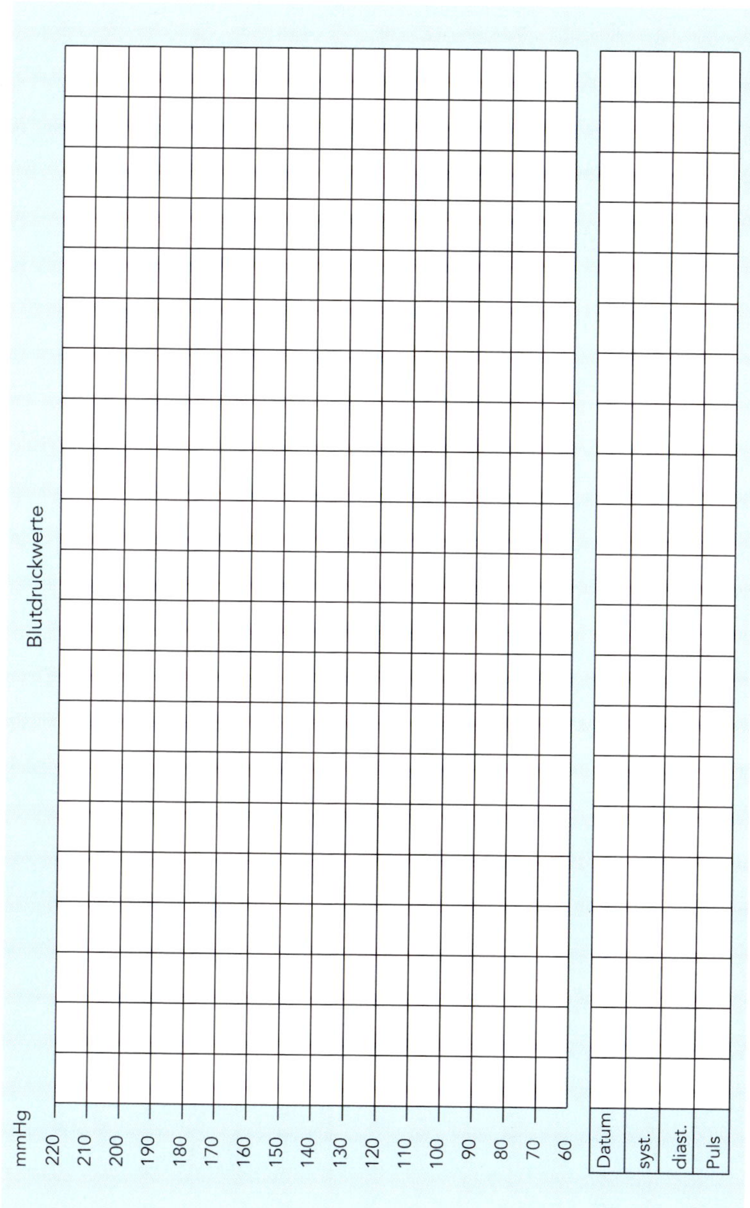

Formular zur Dokumentation der täglichen Blutdruckmessung.

!

Das regelmäßige Dokumentieren Ihres Blutdrucks lässt die erzielten Erfolge gut sichtbar werden und steigert die Motivation!

Vordruck (siehe Seite 47). Diesen sollten Sie sich in ausreichender Zahl kopieren. Falls Sie die Grafik benutzen möchten, was die übersichtlichere Methode ist, tragen Sie, wie im Beispiel weiter unten, die Werte ein und verbinden Sie die systolischen (oberen) und diastolischen (unteren) Blutdruckwerte jeweils mit einer geraden Linie.

Jede Messung wird in eine Spalte eingetragen. Der Vordruck beinhaltet 21 Spalten, sodass Sie bei zwei Messungen pro Tag zehn Tage auf einer Seite eintragen können, bei einer Messung pro Tag entsprechend drei Wochen. Die Werte brauchen nicht gerundet zu werden, d. h. 124 mmHg wird nicht zu 120 mmHg abgerundet, sondern so eingetragen, wie Ihr Gerät den Wert angibt.

Im Beispiel auf Seite 46, das der Übersichtlichkeit halber mit weniger Spalten gewählt wurde, ist pro Tag ein Eintrag notiert. Unten sind die Werte notiert, oben wurden die Messdaten in die Grafik eingezeichnet und mit Linien verbunden. Der Puls steht ganz unten. Das entsprechende Datum wird in die entsprechende Zeile eingetragen.

AUFGABE 4

Kopieren Sie nun bitte die Seite 47 und beginnen Sie mit den Eintragungen. Führen Sie bitte für die Dauer des Programms zwei Messungen täglich durch. Auf diese Weise können Sie den jetzigen Stand Ihres Blutdrucks erkennen und die erzielten Erfolge anschaulich verfolgen. Vermerken Sie bitte auch Änderungen der Medikamente, die Ihr Arzt vorgenommen hat, unter der Grafik.

Die ambulante Blutdrucklangzeitmessung (ABDM)

Hierbei wird beim Arzt ein kleines tragbares Gerät für 24 Stunden angelegt, das den Blutdruck automatisch misst, tagsüber meistens alle 15 Minuten und nachts zwischen 22 und 7 Uhr alle 30

Minuten. Die gemessenen Werte sind im Gerät gespeichert und werden beim Arzt ausgedruckt und ausgewertet. Hierfür sollten mindestens 60 Messwerte vorliegen.

Da viele Blutdruckwerte zu verschiedenen Zeiten gemessen wurden, kann der Arzt sich ein genaueres Bild des Blutdruckverhaltens und der Blutdruckhöhe machen, als es wenige Einzelmessungen erlauben. Deshalb ist die Blutdrucklangzeitmessung eine sehr wertvolle Methode sowohl für die Überprüfung der Behandlung als auch für die Diagnose des Bluthochdrucks geworden. Sieht der Arzt, dass der Blutdruck unter Behandlung in der Nacht zu hoch liegt, kann durch Gabe eines Medikamentes oder durch eine Änderung der Einnahmezeiten der Medikamente auch eine Normalisierung der nächtlichen Blutdruckwerte erreicht werden.

!

Bei der Blutdrucklangzeitmessung werden viele Blutdruckwerte zu verschiedenen Zeiten gemessen, durch die sich der Arzt ein genaues Bild des Blutdruckverhaltens und der Blutdruckhöhe machen kann.

Auch die Praxishypertonie (sogenannte „Weißkittel-Hypertonie“, siehe Seite 22) bei Menschen, die sonst normale Blutdruckwerte aufweisen, oder umgekehrt ein in der Praxis normaler Blutdruck bei ansonsten erhöhten Werten lässt sich gut mit der Blutdrucklangzeitmessung feststellen.

Oft haben Patienten Bedenken, dass die Nachtruhe durch die regelmäßigen Blutdruckmessungen gestört wird und damit eventuell auch der nächtliche Blutdruck höher ausfallen könnte. Aus Erfahrung kann man sagen, dass die meisten Patienten (etwa 90 Prozent) recht wenig durch die nächtlichen Messungen gestört werden. Und da die Normwerte für die Blutdruckwerte in der Nacht ja unter diesen Bedingungen bei sehr vielen Menschen erstellt wurden, sind die gemessenen nächtlichen Blutdruckwerte aussagekräftig.

!

Die Blutdrucklangzeitmessung deckt nächtliche Blutdruckanstiege auf, die den üblichen Messungen entgehen.

Übrigens liegen die Normalwerte bei der Langzeitmessung niedriger als bei den Gelegenheitsmessungen. Der Tagesmittelwert sollte unter 135/85 mmHg, der Nachtmittelwert unter 120/75 mmHg und der Gesamtmittelwert unterhalb von 130/80 mmHg liegen. Dies sind letztendlich Erfahrungswerte, die sich aus den Messungen bei vielen tausend Patienten herausgestellt haben.

Wenn bei Ihnen eine Blutdrucklangzeitmessung durchgeführt wird, sollten Sie sich einige Notizen über den Tagesablauf machen, z. B. wann Sie sich körperlich belasten, um diese Ereignisse später mit dem Blutdruckwert in Verbindung zu setzen. Der Tagesablauf sollte am Tag der Messung einem normalen Tag entsprechen, damit die gemessenen Werte möglichst realistisch den Blutdruckverlauf wiedergeben. Keinesfalls sollten Sie den Messtag besonders ruhig verbringen, da dies zu niedrige Blutdruckwerte ergeben würde.

Langzeitblutdruckmessung eines Patienten mit einem deutlichen Bluthochdruck.

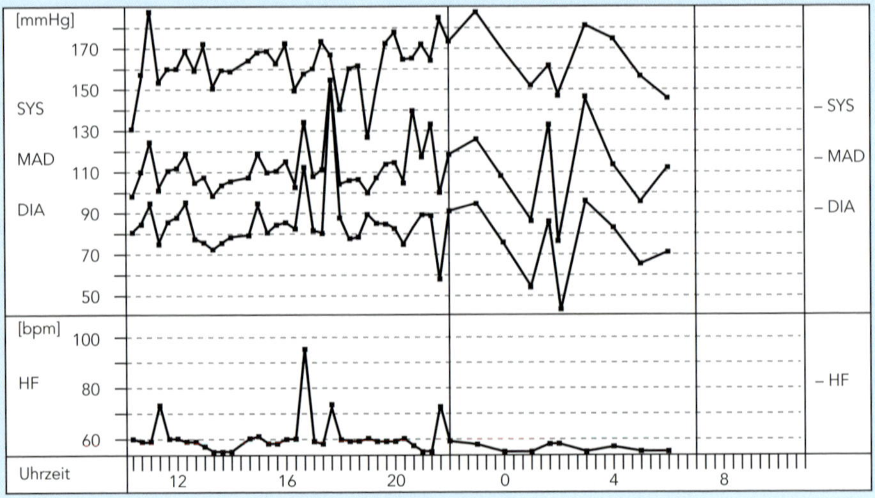

Das Ergebnis einer 24-Stunden-Blutdruckmessung bei Bluthochdruck: Die oberste Kurve zeigt den systolischen (oberen) Blutdruck (SYS), die 2. Kurve den mittleren (MAD), die 3. Kurve den diastolischen (unteren) Blutdruck (DIA) und die unterste Kurve den Puls (HF). Die 24-Stunden-Blutdruckmessung zeigt viele Werte über den Tag verteilt. Hier liegen die Blutdruckwerte mit einem Durchschnittsblutdruck von 163/84 mmHg deutlich zu hoch.

2. UND 3. WOCHE

Blutdrucksenken durch Bewegung und Sport

Regelmäßige körperliche Betätigung hilft Ihnen enorm, Ihre Blutdruckwerte zu verbessern. Die zu erwartende Blutdrucksenkung liegt im Mittel bei etwa 7 mmHg systolisch und 6 mmHg diastolisch. Mitunter werden deutlich stärkere Blutdrucksenkungen beobachtet.

!

Regelmäßige körperliche Betätigung senkt den Blutdruck im Durchschnitt um 7/6 mmHg.

Wie Bewegung beim Blutdrucksenken hilft

Bewegung hilft also beim Blutdrucksenken – ich spreche hier absichtlich nicht von Training, da dieser Ausdruck für viele eine andere Art der körperlichen Betätigung darstellt als die für gesundheitliche Zwecke erforderliche. Um den Blutdruck zu senken und viele andere Vorteile für die Gesundheit zu erzielen, bedarf es nicht eines anstrengenden Trainings. Im Vordergrund steht die regelmäßige Bewegung, die mit Spaß und Freude betrieben werden sollte.

Diese Blutdrucksenkung beginnt bei den meisten drei bis zwölf Wochen nach Trainingsbeginn. Etwas Geduld ist daher angebracht, aber es lohnt sich, denn die positiven Auswirkungen regelmäßiger körperlicher Betätigung beschränken sich nicht auf die Blutdrucksenkung.

Regelmäßige körperliche Bewegung verbessert die Blutfette, indem das gute HDL-Cholesterin ansteigt und die schädlichen Fette (Triglyzeride) sinken. Bei Übergewicht hilft Bewegung enorm dabei, abzunehmen und ein gesundes Gewicht zu halten. Schließlich wird die Muskulatur gekräftigt und über bestimmte freigesetzte Botenstoffe, die sogenannte Endorphine, die Stimmung

!

Bewegung hilft enorm bei Übergewicht abzunehmen und ein gesundes Gewicht zu halten.

angehoben, sodass Menschen, die regelmäßig körperlich aktiv sind, häufig auch in Alltag und Beruf mehr Energie aufweisen. Daneben können Sie sich schon bald nach Trainingsbeginn über eine sich stetig verbessernde Kondition freuen. Dass regelmäßige körperliche Betätigung bei Bluthochdruck im Endeffekt das Risiko für Herz- und Kreislauferkrankungen senkt, ist nach all den beschriebenen positiven Effekten nicht verwunderlich und wurde in wissenschaftlichen Untersuchungen vielfach nachgewiesen.

Wichtige Motive für regelmäßige körperliche Aktivität sind:

- einen guten Blutdruck zu erzielen und damit die Gesundheit dauerhaft zu verbessern und zu erhalten,
- weniger Blutdruckmedikamente auf Dauer einzunehmen oder sogar ohne solche auszukommen,
- das Körpergewicht zu normalisieren und zu halten,
- das Wohlbefinden und die persönliche Leistungsfähigkeit merklich zu steigern,
- mehr körperliche Ausdauer zu bekommen,
- die Muskulatur und den Knochenaufbau zu kräftigen,
- das Selbstbewusstsein zu stärken,
- die Stimmung zu verbessern,
- das Risiko für einen Herzinfarkt oder Schlaganfall etwa um ein Viertel zu senken.

Grundsätzlich ist jede Bewegungseinheit, die Sie einlegen, nützlich, um den Blutdruck zu senken, um abzunehmen und das Wohlbefinden zu steigern. Bereits im Alltag lassen sich viele Gelegenheiten für eine zusätzliche Bewegungseinheit nutzen. Wenn Sie konsequent, wann immer möglich, einen Weg zu Fuß oder mit dem Fahrrad anstatt mit dem Auto zurücklegen, die Treppe anstelle des Aufzugs benutzen usw., zahlen Sie kontinuierlich in Ihr „Gesundheitskonto“ ein.

Nicht nur für das Bewegungstraining, sondern für alle in diesem Buch beschriebenen Änderungen Ihres bisherigen Lebensstils gilt, dass Sie eine gehörige Portion Selbstdisziplin und Motivation aufbringen müssen, um diese dauerhaft beizubehalten. Nach einer anfänglichen hohen Motivation ist die Gefahr groß, irgendwann in den Bemühungen nachzulassen. Dies ist nur allzu menschlich und lässt sich am besten vermeiden, indem Sie sich von Anfang an dieser Gefahr bewusst sind und sich fortlaufend die Gründe vor Augen führen, an dem Erlernten festzuhalten.

Regelmäßige Bewegung, sei es beim Sport im Fitnessstudio oder beim täglichen Spaziergang, hilft, den Blutdruck natürlich zu senken.

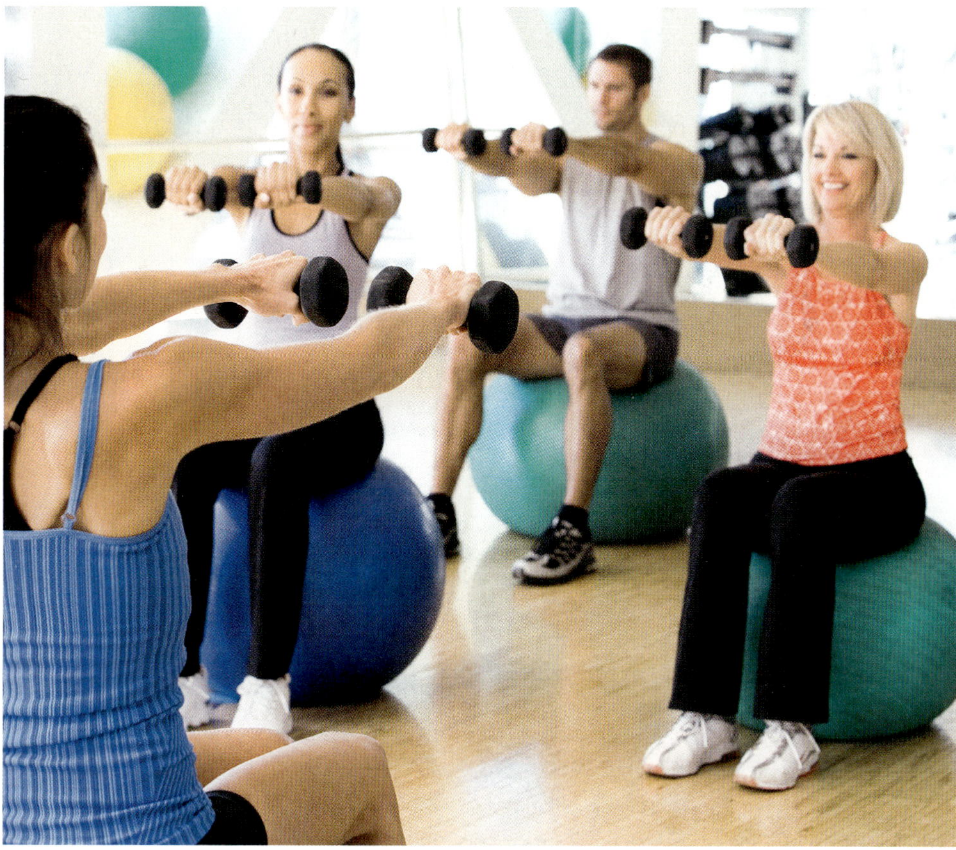

AUFGABE 1

Welche der auf S. 52 genannten Motive sind Ihnen besonders wichtig? Gibt es für Sie noch andere, hier nicht genannte? Bitte schreiben Sie diese jetzt hier auf:

___

___

___

___

Wie oft und wie viel ist genug?

Häufiger wird Zeitmangel als Begründung aufgeführt, sich nicht regelmäßig körperlich zu betätigen. Bei genauem Nachdenken stellt sich dann doch häufig heraus, dass pro Woche oft acht Stunden und mehr mit Fernsehen, Internetsurfen und ähnlichen Tätigkeiten verbracht werden. Dagegen ist sicherlich nichts einzuwenden, aber wären dann nicht zwei bis drei Stunden für die Gesundheit auch eine lohnende Zeitinvestition? Statistisch gesehen erhalten wir für jede Stunde, die wir körperlich trainieren, mehr als zwei Stunden an Lebensverlängerung dazu, und das bei besserer Gesundheit und Fitness.

!

3 bis 4 Bewegungseinheiten pro Woche über mindestens 30 Minuten senken den Blutdruck.

Als Empfehlung können zur Blutdrucksenkung und zur Verbesserung der Gesundheit und Fitness drei bis vier Bewegungseinheiten wöchentlich über jeweils mindestens 30 Minuten gelten. Wenn Sie an einigen Tagen 45 bis 60 Minuten aktiv werden, umso besser. Häufigere Bewegungseinheiten sind natürlich erlaubt und günstig, wobei Sie aber mit den genannten Zeiten

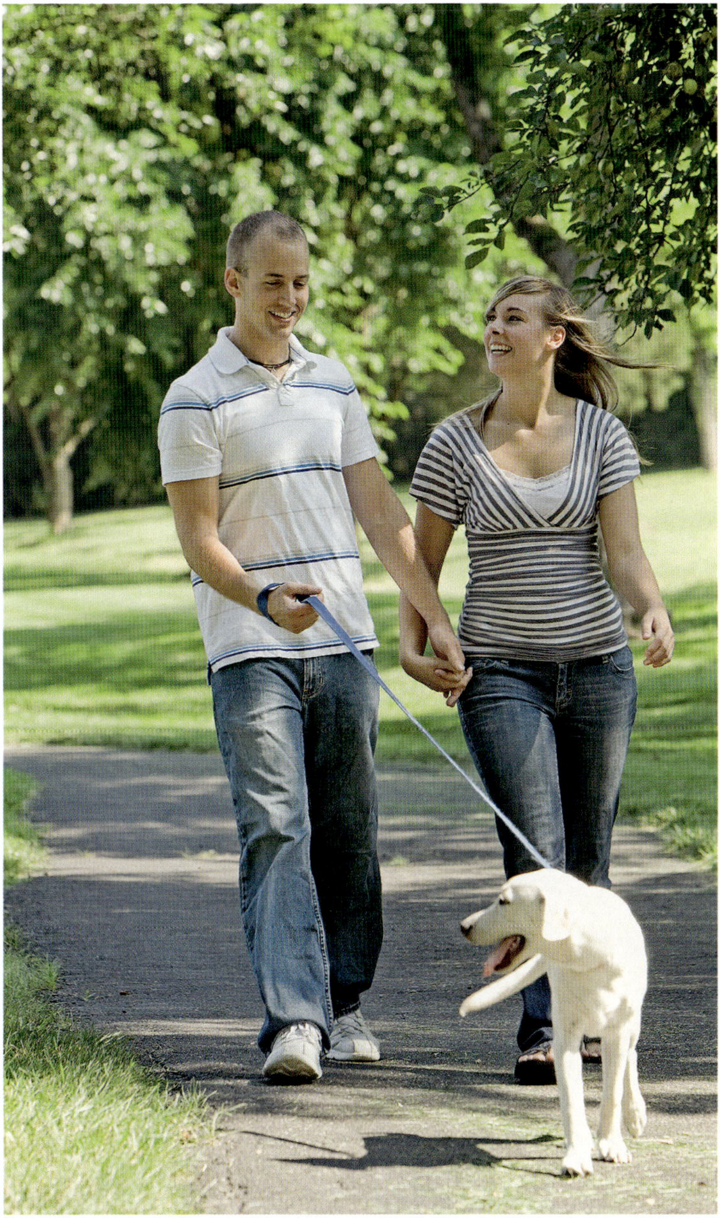

Regelmäßige Bewegung beugt Bluthochdruck vor und lindert ihn: Bereits zweimal 15 Minuten täglich sind sinnvoll!

!

Ein wenig Bewegung ist besser als gar keine!

schon sehr gute Effekte erzielen werden. Jede Bewegungseinheit, die Sie durchführen, ist von Nutzen. Ein „Alles-oder-Nichts"-Phänomen gibt es hier nicht.

Wer nicht an einem Tag 30 Minuten Bewegung am Stück einrichten kann, sollte sich stattdessen zweimal 15 Minuten körperlich betätigen, z. B. mit einem strammen Spaziergang morgens vor der Arbeit und einem zweiten nach Feierabend. Die kleinste sinnvolle Bewegungseinheit beträgt zehn Minuten, besser 15 Minuten, da bei kürzeren Einheiten die erforderlichen Stoffwechselvorgänge nicht in Gang gesetzt werden. Jede Bewegungseinheit ist immer von Nutzen und auf alle Fälle besser als gar keine.

Bei Blutdruckwerten in Ruhe über 180 mmHg systolisch oder 105 mmHg diastolisch sollte mit intensiverer körperlicher Aktivität erst begonnen werden, wenn der Blutdruck angemessen behandelt und kontrolliert ist. Vor Beginn des Trainingsprogramms sollten Sie deshalb eine entsprechende Untersuchung bei Ihrem Hausarzt auch mit Durchführung eines Belastungs-EKG vornehmen lassen. Beim Belastungs-EKG wird unter anderem auf Ihr Blutdruckverhalten während der Belastung geachtet und die maximale Leistung in Watt ermittelt. Diese ist wichtig, um Ihre optimale Belastung bei Ihrer körperlichen Aktivität genauer zu ermitteln. Da ein Belastungs-EKG vor Beginn einer regelmäßigen körperlichen Aktivität bei Bluthochdruckpatienten notwendig ist, kann bei dieser Gelegenheit die bei Ihren Bewegungseinheiten empfohlene Belastung gleich mitbestimmt werden, sodass Sie noch effizienter und sicherer Ihr Bewegungsprogramm durchführen können.

!

Beim Belastungs-EKG lässt sich die optimale Trainingsintensität genau ermitteln.

Für Ihre regelmäßige körperliche Betätigung können Sie 50 bis 65 Prozent Ihrer im Belastungs-EKG erreichten maximalen Leistung in Watt anstreben. Diese Wattzahl können Sie anhand der Herzfrequenz (Puls) sehr einfach einhalten.

Falls Sie z. B. maximal beim Belastungs-EKG 150 Watt erreichen, wären 50 bis 65 Prozent davon 75 bis knapp 100 Watt.

Wenn beim Belastungs-EKG nun bei 75 Watt ein Puls von 110 und bei 100 Watt 125 pro Minute bestimmt wurde, läge Ihr Zielpuls beim Training bei 110 bis 125 pro Minute. Bei dieser Herzfrequenz sollte auch beim Belastungs-EKG kein übermäßiger Blutdruckanstieg zu verzeichnen sein. Andernfalls muss die Leistungszahl niedriger bemessen werden, sodass Ihr Blutdruck in einem akzeptablen Bereich bleibt.

Unter Belastung steigt der Blutdruck im Normalfall an, genauso wie die Herzfrequenz, um den notwendigen höheren Blutfluss in der arbeitenden Muskulatur zu erreichen. Der Anstieg sollte allerdings nicht übermäßig ausfallen. Als Richtschnur gilt, dass der systolische Blutdruck bei 100 Watt unter 200 mmHg liegen sollte.

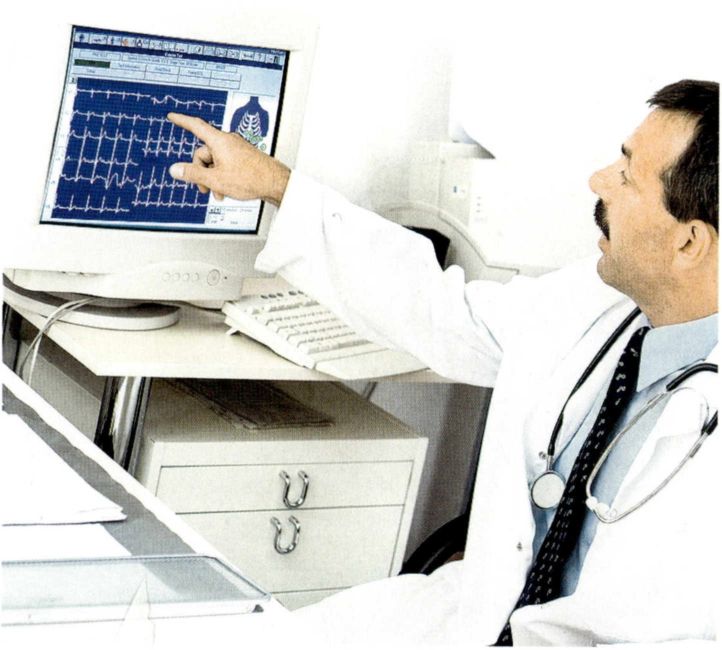

Das Belastungs-EKG beim Hausarzt zeigt:

- das Blutdruckverhalten unter Belastung,
- Hinweise auf eventuelle Erkrankungen der Herzkranzgefäße,
- Ihre maximale Belastung und den optimalen Trainingsbereich.

!

Wer bei seiner regelmäßigen Aktivität eine leichte Anstrengung verspürt und dabei nicht außer Atem gerät, liegt meistens richtig.

Häufiger wird eine Belastungs-Herzfrequenz von 180 minus Lebensalter für ein Kreislauftraining empfohlen. Diese stimmt allerdings bei vielen Menschen nicht mit dem Zielbereich überein, da der Pulsanstieg auch bei Menschen gleichen Alters sehr unterschiedlich ausfallen kann. Während sich ein 50-Jähriger mit einem Puls von 130 unter Umständen bereits in einer zu hohen Belastungszone befinden kann, entspricht für einen anderen Menschen gleichen Alters diese Pulszahl eventuell einer eher zu niedrigen Belastung. Ganz unbrauchbar ist diese Faustregel, wenn bestimmte Medikamente wie beispielsweise Betablocker eingenommen werden, da diese den Puls in Ruhe und unter Belastung deutlich senken können.

Mit dem bekannten Grundsatz „laufen ohne schnaufen“ kann man somit grob seine Belastung dosieren und liegt meistens im Zielbereich, um seine Gesundheit ohne falschen Ehrgeiz zu steigern.

In den ersten vier Wochen, während sich Ihr Organismus an die regelmäßige körperliche Tätigkeit gewöhnt, sollte die Belastung eher niedrig gewählt werden. Die richtige Belastung ermit-

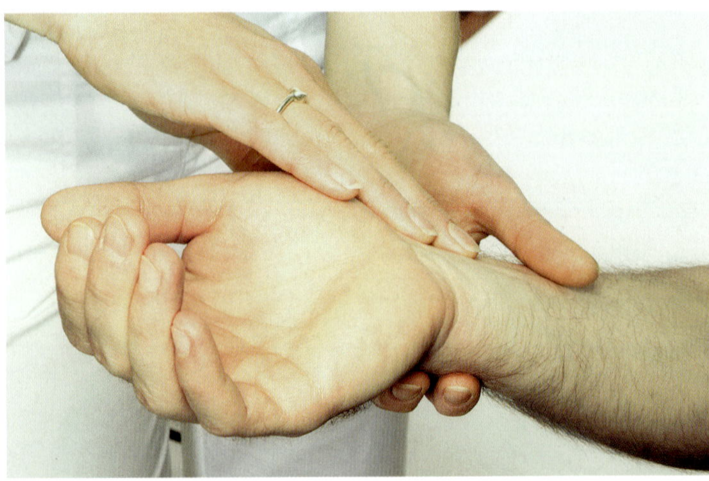

Die Pulsmessung am Handgelenk erfolgt mit dem Zeige-, Mittel- und Ringfinger.

teln Sie mit Hilfe des Pulses. Sie können ihn leicht am Handgelenk oder am Hals fühlen. Am besten messen Sie über 15 Sekunden und multiplizieren den Wert mit 4, sodass Sie den Minutenpuls erhalten. Die Pulsmessung sollten Sie üben, um sie auch beim Training sicher zu beherrschen.

Eine gute Hilfe sind Pulsuhren, die automatisch den Puls anzeigen, sodass Sie ihn ständig im Zielbereich halten können. Dabei wird der Messgurt am Brustkorb befestigt, der den Puls misst und an die Uhr sendet. Ihre persönliche Ziel-Herzfrequenz lässt sich an der Uhr einstellen. Sobald Sie Ihren Puls-Zielbereich verlassen, meldet dies die Uhr mit einem Ton. Eine einfache Pulsuhr mit diesen Funktionen reicht dabei für diese Zwecke völlig aus und ist für ca. 50 Euro im Handel erhältlich. Wer seine Bewegungseinheiten etwas sportlicher gestalten möchte, ist mit einer Pulsmessuhr gut beraten.

Wer lieber beim herkömmlichen Pulsmessen bleiben möchte, kann es allerdings genauso tun. Die Pulsmessung kann am Handgelenk an der Daumenseite, beim Rechtshänder am besten mit Zeige-, Mittel- und Ringfinger der rechten Hand, beim Linkshänder umgekehrt, durchgeführt werden. Vor allem, wenn bei Ihnen der Puls an dieser Stelle nur schwach tastbar ist, können Sie den Puls auch an der Halsseite direkt vor dem kräftigen Muskel, der seitlich am Hals verläuft, messen.

!

Auch ohne stärkere Anstrengung bewirkt die regelmäßige körperliche Betätigung eine Blutdrucksenkung. Schon eine Aktivität mit leichter bis mäßiger Intensität senkt den Blutdruck effektiv.

AUFGABE 2

Messen Sie Ihre Pulsfrequenz jetzt und probieren Sie sowohl die Messung am Handgelenk als auch am Hals. Mit welcher Messung kommen Sie am besten zurecht? Üben Sie die Messung häufiger, auch zwischendurch, bis Sie diese sicher beherrschen.

!

Einige Blutdruckmedikamente nehmen Einfluss auf die Leistungsfähigkeit.

Haben Medikamente einen Einfluss auf die körperliche Aktivität?

Bei den Blutdruckmedikamenten haben die sogenannten ACE-Hemmer, AT-II-Antagonisten und Kalziumantagonisten keinen Einfluss auf die Leistungsfähigkeit. Auf die einzelnen Medikamente wird im entsprechenden Kapitel (siehe Seite 129) noch näher eingegangen.

Bei den Diuretika, also den entwässernden Blutdruckmitteln, sind starke Flüssigkeitsverluste unter Belastung zu vermeiden, um insbesondere einem Mangel an Kalium und Magnesium vorzubeugen. Im Zweifel, oder wenn Sie stark schwitzen, sollten Sie Ihren Arzt konsultieren, ob bei Ihnen diese Substanzen in Tablettenform zugeführt werden müssen. Gegebenenfalls kann die Konzentration dieser Stoffe (sogenannte Elektrolyte) im Blut gemessen werden. Betablocker stören in der Regel bei mäßiger körperlicher Bewegung nicht. Bei intensiverer sportlicher Aktivität können sie unter Umständen die Leistungsfähigkeit einschränken, denn sie „bremsen" Herz und Kreislauf und verhindern auch das Freisetzen von Energieträgern (Kohlenhydrate, Fette).

Bei den sogenannten Beta-1-selektiven Betablockern, die heute hauptsächlich zum Einsatz kommen, sind diese Effekte schwächer ausgeprägt. Da Sie mit diesem Bewegungsprogramm keine sportlichen Höchstleistungen anstreben, wird Ihnen die Betablocker-Einnahme in aller Regel keine besonderen Schwierigkeiten beim Training bereiten. Andernfalls sollten Sie mit Ihrem Arzt über Alternativen sprechen. Bei der Ermittlung der Ziel-Herzfrequenz im Belastungs-EKG ist zu berücksichtigen, dass der Pulsanstieg unter Betablockern geringer ausfällt. Wenn eine Betablocker-Behandlung begonnen wird, sollte die Ziel-Herzfrequenz neu bestimmt werden, da sie dann niedriger liegen wird.

Geeignete Bewegungs- und Sportarten

Um den Blutdruck zu senken und die vielen weiteren Vorteile regelmäßiger körperlicher Betätigung zu nutzen, müssen Sie kein sportlicher Typ sein und auch keine besondere Sportart beherrschen. Ich rate vielen Patienten, vor allem auch älteren und bislang weitgehend inaktiven Personen, zunächst einfach mit regelmäßigem, etwas schnellerem Spazierengehen mindestens dreimal wöchentlich für jeweils mindestens 30 Minuten zu beginnen. So kann sich Ihr Körper an die regelmäßige Aktivität gewöhnen, Sie bauen allmählich die Bewegungseinheiten in Ihren Zeitplan ein und können sofort ohne irgendwelche Hemmungen vor dem Unbekannten anfangen.

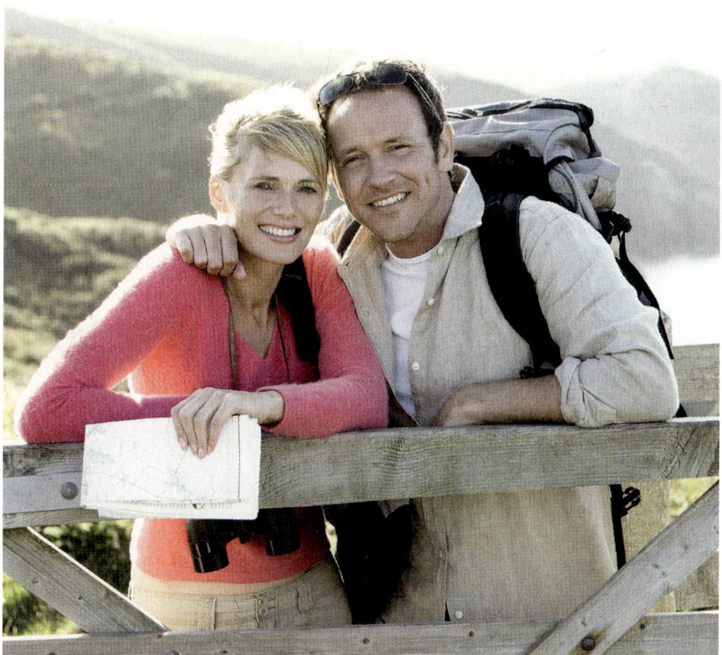

Mit flotten Spaziergängen kann jeder beginnen!

!

Walking ist eine ideale Bewegungsform ohne besondere Anforderungen.

Eine Bewegungsart, die sich ganz besonders eignet, da sie von nahezu jedermann und in jedem Alter ohne besonderen Aufwand durchgeführt werden kann, ist das Walking, eine Form des schnellen Gehens, bei dem der Kreislauf in Schwung gebracht und trainiert wird. Daher wird sie hier vor allem denjenigen vorgeschlagen, die bislang entweder keinen regelmäßigen Sport getrieben haben oder aber eine weitere gesunde Sportart suchen, um den Blutdruck zu senken und die Gesundheit sowie die Fitness dauerhaft zu verbessern. Wenn Sie zunächst mit dem schnelleren Spazieren beginnen wollen, ist ein Wechsel auf das Walking nach etwa vier Wochen zu empfehlen, denn die Bewegung ist intensiver und spricht mehr Muskelgruppen an als das bloße Spazierengehen.

Die Bewegung beim Walking ist intensiver und spricht mehr Muskelgruppen an als das bloße Spazierengehen.

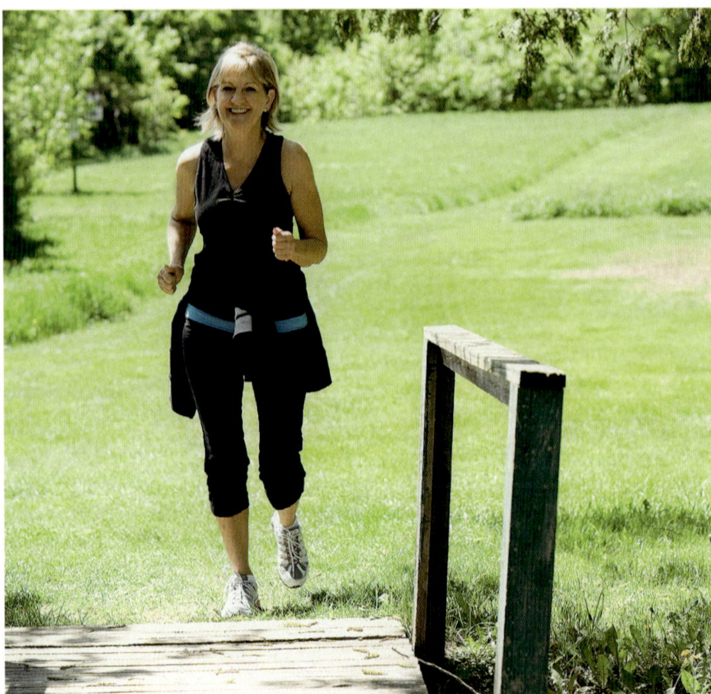

AUFGABE 3

Überlegen Sie bitte zunächst, wann Sie am besten walken oder spazieren können und möchten. Die Häufigkeit sollte drei- bis viermal pro Woche sein, wenn Sie möchten natürlich auch öfter. Nur ausschließlich am Wochenende körperlich aktiv zu werden, ist nicht optimal, da der Trainingseffekt sich im Laufe der Woche abbaut.

Gute Vorsätze sind zwar der erste Schritt, Sie sollten sich jetzt aber schon ganz konkret überlegen und notieren, wann und wie oft Sie sich bewegen möchten. Seien Sie nicht zu ehrgeizig am Anfang, sondern beginnen mit einem für Sie gut erreichbaren Ziel. Dies könnte z. B. so aussehen:

Ich möchte an 3 Tagen pro Woche insgesamt 120 Minuten körperlich aktiv sein.

Jetzt sind Sie an der Reihe:

Ich möchte an ______ Tagen pro Woche insgesamt ______ Minuten körperlich aktiv sein.

Die besten Tage und Zeiten zum Walken für mich sind:

Wochentag: ______ Zeit: ______ Minuten.

Wochentag: ______ Zeit: ______ Minuten.

Wochentag: ______ Zeit: ______ Minuten.

Wochentag: ______ Zeit: ______ Minuten.

Wochentag: ______ Zeit: ______ Minuten.

Wochentag: ______ Zeit: ______ Minuten.

Wochentag: ______ Zeit: ______ Minuten.

!

Sie sollten sich Etappenziele setzen, ohne sich dabei zu überschätzen.

!

Walking erzeugt einen Energieverbrauch von ca. 300 bis 400 kcal – je nach Tempo.

Der beim Walking erzeugte Kalorienverbrauch von je nach Tempo ca. 300 bis 400 Kilokalorien pro Stunde hilft zusätzlich beim Abnehmen, falls dies bei Ihnen notwendig ist. Zudem steigern Sie schon bald Ihre Leistungsfähigkeit und bauen Stress und innere Spannung ab.

Zum Walken brauchen Sie zunächst nur passendes Schuhwerk. Am besten geeignet sind spezielle Walkingschuhe, die Sie im Sportgeschäft erhalten. Wenn Sie Joggingschuhe besitzen, können Sie auch diese benutzen. Die Kleidung sollte der Witterung angepasst und bequem sein, z. B. eine Jogginghose und ein Sweatshirt, bei wärmeren Temperaturen ein T-Shirt und ggf. eine kurze Hose. Bei Regen können Sie mit einer atmungsaktiven Regenjacke ebenso losgehen.

Eine Variante des Walkings, die in den letzten Jahren große Verbreitung gefunden hat, ist das Nordic Walking, bei dem mit ähnlichen Gehstöcken wie beim Skifahren ein Teil des Körpergewichtes abgefangen wird. Das Nordic Walking setzt die Arme damit noch stärker ein und gibt etwas mehr Trittsicherheit. Das Nordic Walking lässt sich schnell am besten in einem Kurs lernen, der von den VHS, Krankenkassen und auch von vielen Sportvereinen angeboten wird.

Falls Sie mit schnellerem Spazieren beginnen möchten, sollten Sie das Tempo so wählen, dass Sie sich wohl fühlen und nicht außer Atem kommen. Wenn diese einfache körperliche Betätigung regelmäßig, d. h. mindestens dreimal wöchentlich für mindestens 30 Minuten, betrieben wird, reicht sie völlig aus, um Ihre Gesundheit und Ihrem Blutdruck spürbar zu verbessern. Später, etwa nach vier Wochen können Sie, wenn Sie sich leistungsfähiger fühlen, die Intensität steigern und auf Walken übergehen. Bleiben Sie aber beim regelmäßigen strammen Spazieren, ist dies, vor allem wenn Sie älter sind und keine andere Bewegungsform probieren möchten, in Ordnung und viel besser, als ganz auf körperliche Aktivität zu verzichten.

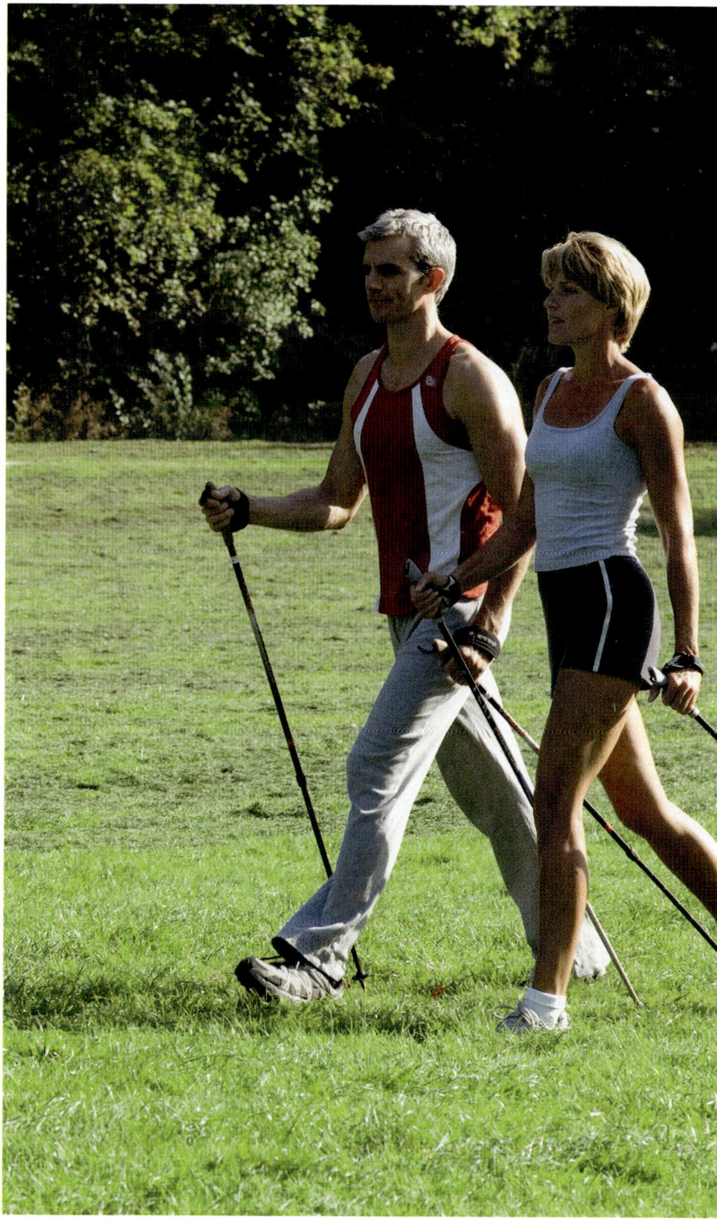

Beim Nordic Walking wird ein Teil der Belastung auf die Armmuskulatur verteilt. Die Gelenke werden weniger beansprucht. Nordic Walking sorgt für mehr Trittsicherheit und Beteiligung der Armmuskulatur. Die richtige Technik sollte in einem Kurs erlernt werden.

!

Sie müssen ein Tempo wählen, bei dem Sie sich wohlfühlen und sich nicht überanstrengen.

Sie müssen sich selbstverständlich nicht sklavisch an diese Termine halten, es vereinfacht Ihnen allerdings den Anfang, wenn Sie sich feste Zeiten vornehmen und sich so eine Art Stundenplan erstellen.

Wenn Sie mögen, können Sie einen Partner suchen, der mit Ihnen walkt. Vielleicht können Sie Ihren Lebenspartner oder -partnerin, einen Freund, eine Freundin oder einen Nachbarn dazu gewinnen?

AUFGABE 4

Beachten Sie in der ersten Woche zunächst folgende Punkte zur Walking-Technik:

1. Beginnen Sie, indem Sie den Körper aufrichten und das Gesäß etwas anspannen. Der Brustkorb wird angehoben.
2. Rollen Sie beim Walken die Füße gut ab.
3. Das jeweils vorne aufgesetzte Bein bleibt etwas im Knie gebeugt und wird nicht ganz durchgestreckt.

Walking-Technik Teil I

Die ersten fünf Minuten sollten Sie zum Aufwärmen in langsamerem Tempo walken. Gehen Sie anschließend 20 Minuten in zügigem Tempo, ohne außer Atem zu geraten, am besten mit der für Sie beim Hausarzt ermittelten Herzfrequenz. Sie sollten sich dabei noch gut unterhalten können, dann ist Ihr Tempo in der Regel richtig. Zum Schluss gehen Sie fünf Minuten in langsamem Tempo weiter.

Um schneller zu werden, steigern Sie die Schrittfrequenz, nicht aber die Schrittlänge. Es ist schonender für die Gelenke, häufigere Schritte zu machen.

Walken Sie eine Woche so, bevor Sie zum nächsten Teil der Walking- Technik übergehen, denn es fällt leichter, sich zunächst auf einige Punkte zu konzentrieren und, wenn diese automatisiert sind, die nächsten hinzuzunehmen.

Wenn Sie seit Längerem keine regelmäßige körperliche Aktivität betrieben haben, sollten Sie das Training langsam aufbauen, um dem Körper die Anpassung an die regelmäßige körperliche Belastung zu ermöglichen. Sie können dann nach folgendem Trainingsprogramm vorgehen:

!

Um schneller zu werden, erhöhen Sie einfach Ihre Schrittfrequenz.

WOCHE	AUFWÄRMEN	TRAINING	ABKÜHLEN	GESAMTZEIT
1	5 Min.	5 Min. walken, dann 5 Min. gehen	5 Min.	20
2	5 Min.	7 Min. walken, dann 7 Min. gehen	5 Min.	24
3	5 Min.	5 Min. walken, dann 5 Min. gehen, 1 x wdh.	5 Min.	30
4	5 Min.	6 Min. walken, dann 4 Min. gehen, 1 x wdh.	5 Min.	30
5	5 Min.	7 Min. walken, dann 3 Min. gehen, 1x wdh.	5 Min.	30
6	5 Min.	8 Min. walken, dann 2 Min. gehen, 1x wdh.	5 Min.	30
7	5 Min.	20 Min walken.	5 Min.	30

Ab der achten Woche können Sie, falls Sie länger walken möchten, die Trainingszeit um fünf Minuten pro Woche verlängern, bis Sie die angestrebte Trainingszeit erreicht haben.

Walking-Technik Teil II

Nun haben Sie sich schon einige Grundlagen des Walkings angewöhnt und können Ihr Training noch effektiver gestalten, indem Sie aktiv die Armbewegung hinzunehmen. Dabei wird zusätzlich die Schulter- und Rückenmuskulatur beansprucht, was den Trainingseffekt steigert. So trainieren Sie die Oberkörpermuskulatur mit und können Verspannungen entgegenwirken.

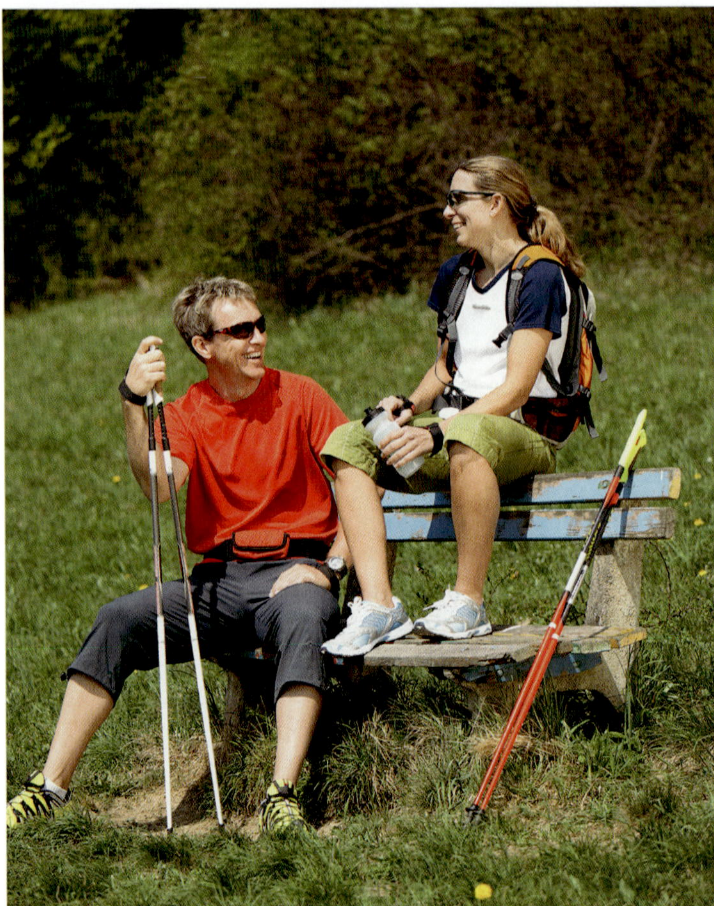

Ein Trainingspartner kann helfen, das regelmäßige Training zur guten Gewohnheit werden zu lassen.

AUFGABE 5

Ergänzen Sie nun Ihre Walking- Technik um die folgenden Punkte, um Ihre Bewegungseinheiten noch effektiver zu gestalten:

1. Die Arme sollten im Ellenbogen angewinkelt, aber nicht mehr als rechtwinklig sein. Die Arme schwingen nun locker wie Pendel beim Walken mit. Dabei werden jeweils der rechte Arm und das linke Bein bzw. der linke Arm und das rechte Bein nach vorne bewegt, also gegengleich.
2. Die Schultern hängen locker herab.

Beachten Sie weiterhin die bereits erlernten Techniken. Rollen Sie weiter die Füße gut ab und lassen das vorne aufgesetzte Bein im Knie etwas gebeugt.

Weitere geeignete Sportarten

Neben dem Walking eignen sich für das Training zur Blutdrucksenkung auch Fahrradfahren, Ergometerfahren und Jogging besonders. Beim Schwimmen ist auf eine ausreichende Wassertemperatur über 27 Grad Celsius zu achten. Am besten sollte sie bei etwa 30 Grad liegen. Bei niedrigeren Temperaturen verengen sich die Blutgefäße, um den Wärmeverlust im Körper zu beschränken. Dies geht mit einem Blutdruckanstieg einher, was bei Blutdruckpatienten problematisch sein kann. Dasselbe gilt auch für Patienten mit Herzerkrankungen. Regelmäßig sollten kurze Pausen eingelegt werden, in denen der Puls kontrolliert wird. Dazu kann entweder die Schwimmbaduhr verwendet werden, falls sie einen Sekundenzeiger aufweist und gut erkennbar ist, ansonsten kann der Puls mittels einer wasserdichten Uhr mit Sekundenanzeige gemessen werden. Für den Anfang empfehle ich, im Wechsel fünf Minuten in mäßigem Tempo zu schwimmen und danach eine Pause von einer Minute zum Pulsmessen zu machen. Wöchent-

!

Am meisten profitiert, wer sich regelmäßig körperlich betätigt, ohne sich dabei übermäßig anzustrengen. So bleibt die Motivation erhalten, während Sie einen optimalen Effekt erzielen.

lich können Sie die Schwimmphasen um zwei Minuten verlängern.

Jogging eignet sich gut, wenn eine gewisse Fitness vorhanden ist. Zumindest sollte eine Belastbarkeit von 75 Watt problemlos möglich sein. Dies stellt der Arzt bei der Eingangsuntersuchung fest. Bei höherem Übergewicht oder Gelenkproblemen sind Sportarten wie Fahrradfahren, Schwimmen, gegebenenfalls Nordic-Walking günstiger, da hierbei die Gelenke weniger beansprucht werden. Beim Jogging sollten Sie anfangs im Wechsel fünf Minuten joggen und zwei Minuten schneller gehen oder walken, um den Körper allmählich an das Joggen zu gewöhnen. Wöchentlich können Sie die Jogging-Phasen um zwei Minuten verlängern, bis Sie die angestrebte Zeit problemlos am Stück laufen können.

!

Für sportliche Personen sind auch andere Ausdauersportarten wie Inline-Skating geeignet.

Außerdem sind für sportlichere Personen Inline-Skating (Verletzungsgefahr zu beachten!), Skilanglauf und Gymnastik, die auf Ausdauertraining ausgerichtet ist, geeignet.

Nicht für unsere Zwecke zu empfehlen sind dagegen Sportarten, bei denen hohe und schwer begrenzbare Belastungsspitzen auftreten, die mit hohen Blutdruckanstiegen einhergehen können. Dazu zählen z. B. Fußball, Handball, Basketball, Volleyball oder Squash. Natürlich machen diese Sportarten viel Spaß und sind gesellig. Wenn es aber um Blutdrucksenkung und Kreislauftraining geht, sind Sportarten günstiger, bei denen eine gut dosierbare Belastung konstant aufrechterhalten wird. Kurze Belastungsspitzen erreichen nicht den optimalen Trainingseffekt. Letztere Sportarten sind nur zu empfehlen, wenn Sie diese seit längerer Zeit regelmäßig betreiben und Ihr Blutdruck gut eingestellt ist. Wer also bereits regelmäßig eine solche Sportart ausübt und dabei bleiben möchte, kann es bei guter Blutdruckeinstellung tun.

!

Geeignet sind Sportarten mit mäßiger Ausdauerbelastung und ohne hohe Belastungsspitzen.

Ganz vermeiden sollten Sie Sportarten, die mit kurzen extremen Belastungen einhergehen, wie Gewichtheben, bei dem sehr hohe Blutdruckspitzen auftreten können. Ebenso ungünstig sind: Bodybuilding, Ringen, Tauchen, Surfen, Klettern, Diskus- und Speerwerfen und ähnliche Sportarten. Dagegen ist ein Kraftausdauertraining ohne hohe Kurzzeitbelastungen und mit häufigen Wiederholungszahlen durchaus als geeignet anzusehen.

Wesentlich ist es, wenigstens dreimal wöchentlich jeweils mindestens 30 Minuten körperlich aktiv zu werden. Selbstverständlich können Sie zwischen verschiedenen Bewegungs- und Sportarten wechseln, z. B. zweimal wöchentlich walken und einmal schwimmen. Entscheidend ist das regelmäßige Training.

!

Sportarten, die mit kurzen, extremen Belastungen einhergehen, sollten Sie vermeiden.

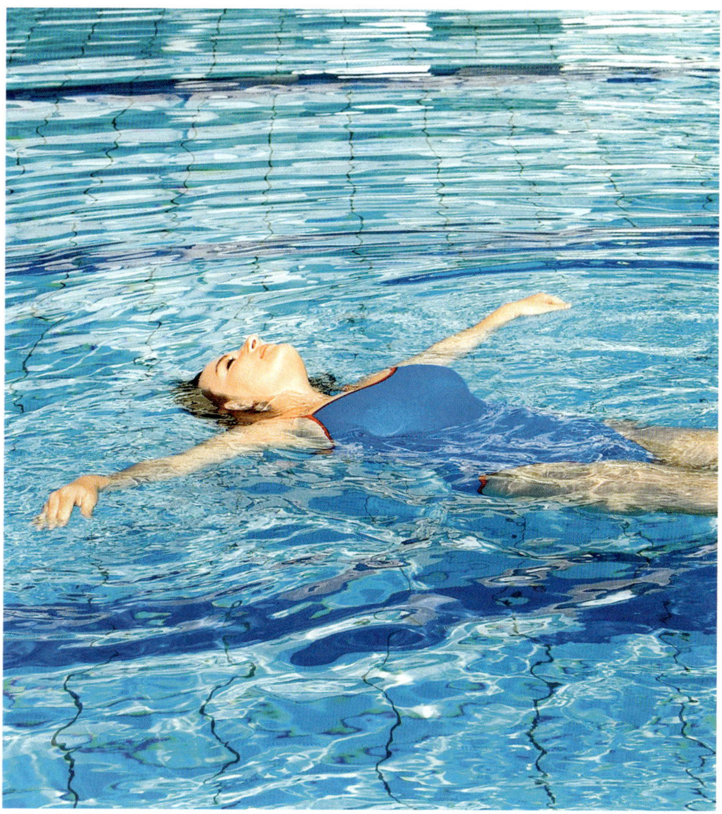

Wichtig ist, sich beim Sport nicht zu überfordern. Daher sollten regelmäßige Pausen eingelegt und die Pulsfrequenz überprüft werden.

!

Ergometertraining: eine gute und zeitsparende Alternative auch im Winter.

Beim Ergometertraining sollten Sie Ihre Zielherzfrequenz im Auge haben und das Gerät entsprechend Ihrer Leistungsfähigkeit einstellen.

Ergometertraining

Das Ergometertraining ist gelenkschonend und hat den zusätzlichen Vorteil, dass Sie besonders in der Winterzeit, wenn es früh dunkel wird, nach Feierabend problemlos trainieren können. Für Menschen, die sich – noch – wenig belasten können, beispielsweise aufgrund eines Trainingsmangels, bietet das Ergometer den Vorteil, auch eine sehr geringe Belastungsstufe genau einstellen zu können. Damit keine Langeweile aufkommt, können Sie beim Ergometerfahren lesen, Radio oder Musik hören oder sogar fernsehen. Dies beeinträchtigt das Training nicht, solange Sie sich weiterhin auf das Training konzentrieren und die Zielherzfrequenz aufrechterhalten. Wenn es dazu beiträgt, das Training angenehmer zu gestalten und dauerhaft dabei zu bleiben, ist es sehr zu begrüßen.

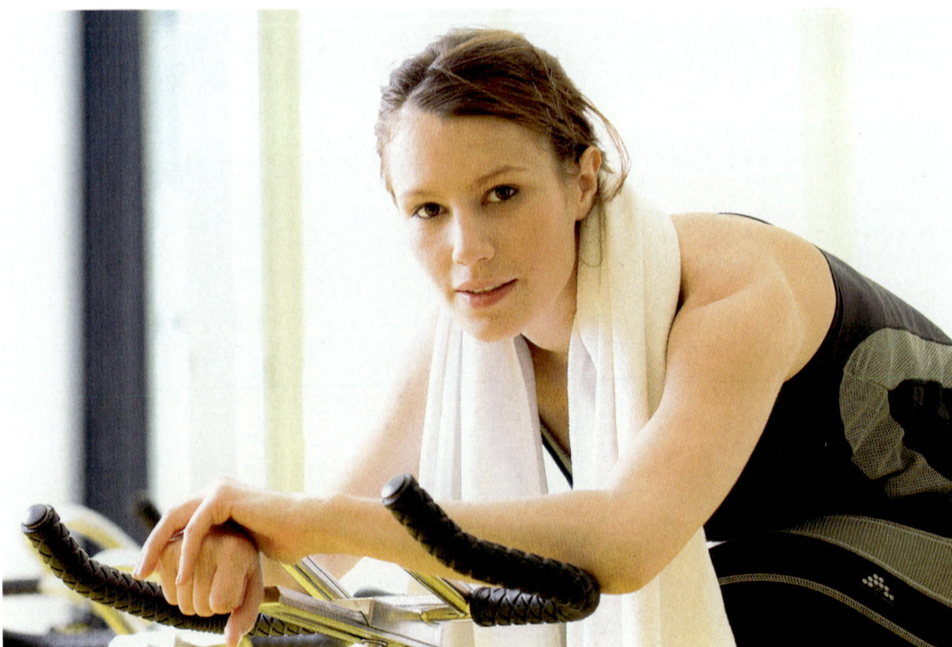

Geeignete Ergometer sollten eine Wirbelstrombremse aufweisen und damit eine genaue Einstellung der Wattzahl ermöglichen. Beim Kauf ist auf die gut leserliche Anzeige der Pulszahl, Wattzahl und der Trainingszeit zu achten. Ein gutes Ergometer ist ab ca. 500 Euro erhältlich.

Die ersten 14 Tage sollten Sie, um dem Organismus die Gewöhnung an das regelmäßige Training zu erleichtern, lediglich etwa 50 bis 55 Prozent der maximalen Herzfrequenz anstreben. Anschließend sollte die Ziel-Herzfrequenz auf 55 bis 65 Prozent gesteigert werden.

!

Am genauesten lässt sich der Ziel-Puls für Ihr Training beim Belastungs-EKG oder noch genauer bei einer Ergospirometrie (Belastung mit Messung auch der Atemgase) bestimmen.

AUFGABE 6

Erstellen Sie sich aus den genannten Bewegungs- und Sportarten ein eigenes Bewegungsprogramm, aus dem hervorgeht, an welchen Tagen Sie welche Aktivität unternehmen wollen.

Dies könnte so aussehen:

TAG UND UHRZEIT	AKTIVITÄT	DAUER
Montag, 15 Uhr	walken	45 Minuten
Mittwoch, 19 Uhr	Ergometer fahren	30 Minuten
Samstag, 15 Uhr	walken	60 Minuten

Nun sind Sie wieder dran:

TAG UND UHRZEIT	AKTIVITÄT	DAUER

Was sonst noch zu beachten ist

!

Vor dem Training sollte man sich ordentlich aufwärmen.

Bei Sportübertragungen im Fernsehen sieht man, dass Spitzensportler sich vor dem Training oder Wettkampf sorgfältig aufwärmen. Dies sollten auch Freizeit- und Gesundheitssportler unbedingt beherzigen, um Verletzungen vorzubeugen und dem Organismus Gelegenheit zu geben, sich auf die bevorstehende Belastung vorzubereiten. Dazu wird für fünf Minuten locker und ohne Anstrengung mit der jeweiligen Bewegungsart begonnen, bevor man zu der angestrebten Intensität übergeht. Ebenso sollte die körperliche Aktivität mit einer geringeren Belastung ausgeschlichen werden, um die Kreislaufbelastung schonend wieder zurückzufahren.

Bei großer Hitze bieten die frühen Morgenstunden oder die Zeit nach abendlicher Abkühlung die besten Temperaturen für Ihre Bewegungseinheiten. Ganz vermeiden sollten Sie körperliche Anstrengung bei hohen Temperaturen, etwa in der Mittagssonne.

Bei stärkerem Schwitzen ist auf eine ausreichende Trinkmenge zu achten, wobei Sie z. B. Apfelschorle oder isotonische Getränke anstelle hoher Wassermengen bevorzugt werden sollten, um der Gefahr einer „Überwässerung" vorzubeugen.

!

Bei Erkältungen und anderen Infekten sollten Sie zusätzliche Anstrengungen vermeiden.

Bei Erkältungen sollten Sie sich schonen und dem Körper keine weiteren Anstrengungen zumuten, denn ansonsten besteht das Risiko einer Herzmuskelentzündung. Nehmen Sie Ihr Training erst wieder auf, wenn Sie die Erkältung überwunden haben.

Nach einer Mahlzeit sollten Sie zwei Stunden warten, bis Sie mit Ihrem Training beginnen. Nach dem Training sind 20 Minuten Abstand zur nächsten Mahlzeit ratsam.

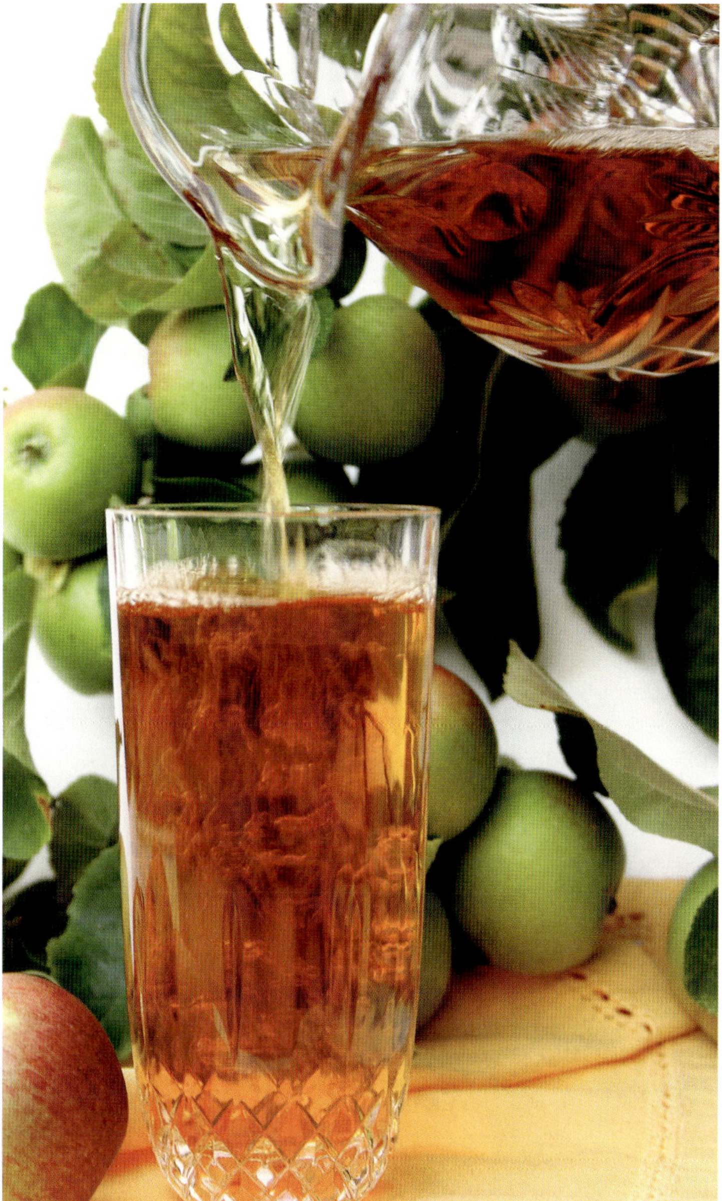

Achten Sie bei sportlicher Betätigung unbedingt auf eine ausreichenden Zufuhr an Flüssigkeit – am besten geeignet sind Fruchtschorlen oder isotonische Getränke.

Die kleinen Extraeinheiten Aktivität

Grundsätzlich ist jede Bewegungseinheit, die Sie einlegen, nützlich, um den Blutdruck zu senken, abzunehmen und das Wohlbefinden zu steigern. Bereits im Alltag lassen sich viele Gelegenheiten für eine zusätzliche Bewegungseinheit nutzen. Hier daher einige Tipps:

Suchen Sie nach aktiven Freizeitbeschäftigungen, z. B. eine kleine Radtour zusammen mit der Familie.

- Legen Sie, wann immer möglich, einen Weg zu Fuß oder mit dem Fahrrad anstatt mit dem Auto zurück. Parken Sie wenn möglich etwas weiter von Ihrer Arbeitsstelle und legen die restliche Strecke zu Fuß zurück. Steigen Sie eine Haltestelle vorher aus dem Bus und gehen den Rest zu Fuß.

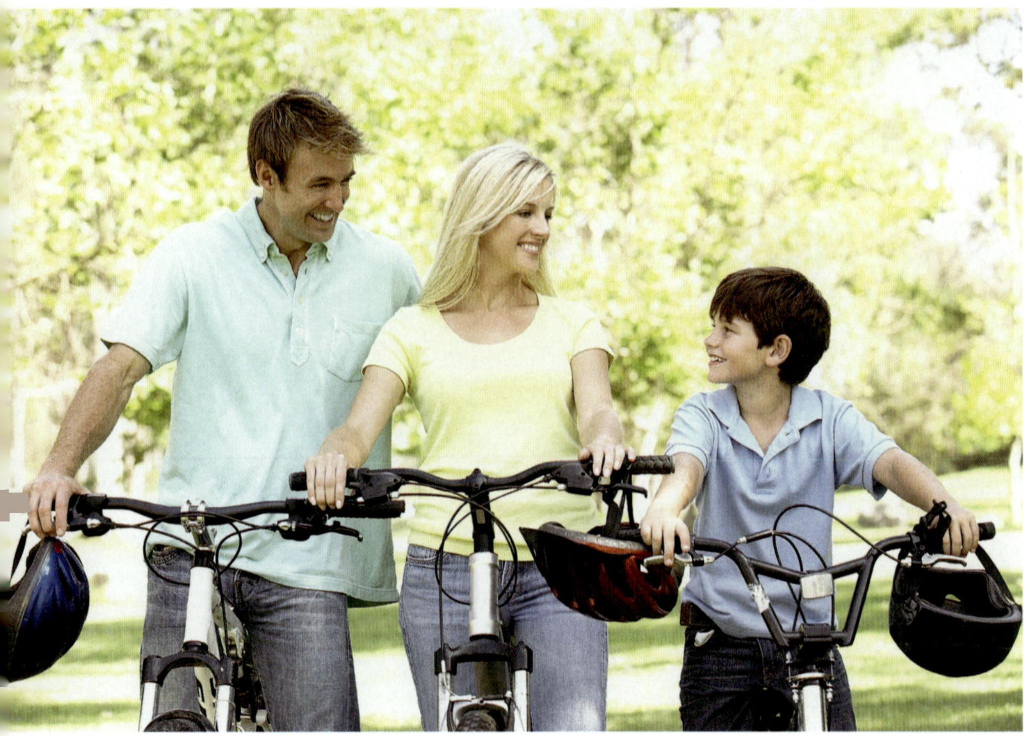

- Wenn Sie die Treppe anstelle des Aufzugs benutzen, zahlen Sie zusätzlich in Ihr „Bewegungskonto“ ein.
- Sie können sich einen einfachen Schrittzähler (Pedometer) zulegen und ihn im Alltag tragen. Versuchen Sie, Ihre täglich zurückgelegte Strecke zu steigern. Viele entwickeln damit einen spielerischen Ehrgeiz, die Schritt- oder Meterzahl des jeweiligen Vortags zu übertreffen. Dies dient als zusätzlicher Ansporn, um die tägliche Aktivität zu steigern.
- Suchen Sie nach aktiven Freizeitbeschäftigungen, z. B. zusammen mit der Familie. Eine gemütliche kleine Radtour, ein Kegelnachmittag, ein Tanzabend sind nur einige Ideen, die auch noch Spaß machen.

!

Wer keine 30 Minuten am Stück trainieren kann oder möchte, kann die Zeit bei gutem Effekt in zweimal 15 Minuten (z. B. morgens und abends) aufteilen.

AUFGABE 7

Welche der oben genannten Tipps möchte ich umsetzen?
Bitte formulieren Sie Ihre Vorsätze so konkret wie möglich.
Also nicht: „Ich möchte mehr Wege zu Fuß zurücklegen.“, sondern genauer: „Ich möchte am Dienstag für kleinere Einkäufe den Weg zu Fuß zurücklegen.“ Oder: „Ich kaufe mir morgen einen Schrittzähler und versuche, meine tägliche Schrittzahl zu erhöhen.“

Nun sind Sie dran. Meine Vorsätze für mehr Bewegung sind:

1. ____________________________

2. ____________________________

3. ____________________________

4, ____________________________

5. ____________________________

6. ____________________________

4. UND 5. WOCHE

Richtig essen bei Bluthochdruck

!

Die mediterrane Ernährung senkt den Blutdruck bereits nach zwei Wochen um bis zu 11/5,5 mmHg.

Eine gesunde und ausgewogene Ernährung kann einen wertvollen Beitrag zur Blutdrucksenkung liefern, und zwar unabhängig davon, ob ein Übergewicht vorliegt oder nicht. Auch bei gleichbleibendem Gewicht senkt allein die Umstellung der Ernährung den Blutdruck um bis zu 11 mmHg systolisch und 5,5 mmHg diastolisch, wie in einer bedeutenden amerikanischen Untersuchung (DASH-Studie 1) eindrucksvoll nachgewiesen werden konnte. Da außerdem durch eine solche Ernährungsumstellung weitere günstige Effekte für Ihre Gesundheit (z. B. Senkung des Cholesterinspiegels) erreicht werden, profitieren Sie doppelt davon.

Allein der Verzehr von mehr Obst und Gemüse ohne weitere Änderungen der Ernährung ließ in der erwähnten Studie den Blutdruck sinken. Allerdings konnte eine darüber hinausgehende Ernährungsumstellung den Blutdruck noch deutlich effektiver senken. Die Grundzüge einer solchen Ernährungsumstellung liegen in einer Reduktion des Fett- und Fleischkonsums bei gleichzeitiger Steigerung des Obst-, Gemüse- und Fischanteils. Eine solche Ernährung entspricht in weiten Teilen den Ernährungsvorlieben im Mittelmeerraum, also einer mediterranen Kost.

Kalorien und Joule

Wenn man umgangssprachlich von Kalorien spricht, meint man eigentlich Kilokalorien, eine Einheit, welche die Energiemenge, z. B. in den Nährstoffen, angibt. Moderner ist die Einheit Joule,

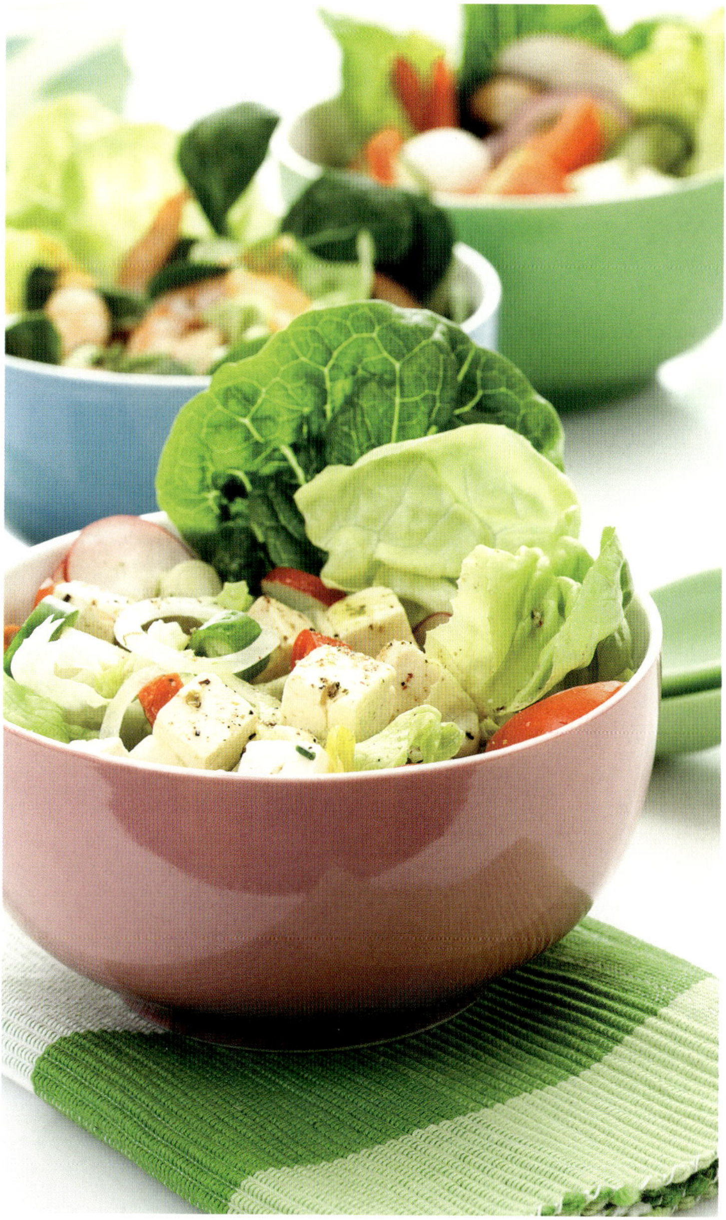

Bereichern Sie Ihren Speiseplan mit leckerem Gemüse! Die Vorteile: Es enthält viele Ballaststoffe und Vitamine, wenig Kalorien, sättigt und wirkt sich positiv auf Ihren Blutdruck aus.

!

1 Kilokalorie = ca. 4 Kilojoule

die sich aber noch nicht allgemein durchgesetzt hat. Kilokalorien können Sie ganz einfach in Kilojoule umrechnen: Eine Kilokalorie entspricht etwa vier Kilojoule.

Die Zusammensetzung der Nahrung

Für unsere Kalorienzufuhr sind vor allem Kohlenhydrate, Eiweiß und Fette bedeutsam. Am meisten Kalorien sind im Fett enthalten. Überschüssige Kalorien, die der Körper nicht sofort verbraucht, werden als Körperfett gespeichert. Dies gilt auch für überschüssige Kalorien aus anderen Nährstoffen wie Kohlenhydraten, die ebenfalls in Körperfett umgewandelt und gespeichert werden.

Fett weist mit ca. neun Kilokalorien pro Gramm mehr als die doppelte Kalorienmenge im Vergleich zu Kohlenhydraten und Eiweiß auf. Daher ist zum Abnehmen und zur Erhaltung des Gewichtes auf fettreiche Nahrungsmittel ein besonderes Augenmerk zu richten. Wichtige Grundsätze im Zusammenhang mit den Fetten sind im entsprechenden Kapitel (siehe Seite 117) besprochen. Der Fettanteil der typischen Ernährung hierzulande liegt deutlich zu hoch und übersteigt den Bedarf in der Regel bei Weitem.

!

Eine ausgewogene Ernährung beinhaltet mindestens 50 % Kohlenhydrate, 30–35 % Fett und den Rest Eiweiß.

Bei einer ausgewogenen Ernährung sollte der Fettanteil 30 bis 35 Prozent der Gesamtkalorienmenge betragen. Mindestens 50 Prozent der Kalorienmenge sind mit Kohlenhydraten zu decken, der restliche Anteil mit Eiweiß. Diese Anteile sind Gegenstand aktueller Forschung, teilweise werden auch niedrigere Kohlenhydratanteile erwogen. Um diese Zusammensetzung zu erreichen, sind pflanzliche Nahrungsbestandteile, die einen hohen Kohlenhydratanteil haben, vorzuziehen. Auch Schokolade ist oft fettreich und daher bekanntermaßen kalorienreich. Ein bewusster Umgang hiermit ist daher sinnvoll!

Im Mittelpunkt der Ernährungsumstellung steht die Absenkung des Fettverbrauchs und Steigerung des Kohlenhydratanteils.

!

Obst und Gemüse liefern neben den bekannten Vitaminen viele Mikronährstoffe, die den Organismus schützen und die Leistungsfähigkeit sowie das Wohlbefinden steigern.

Die Ernährungsumstellung

Kohlenhydrate gehören neben den Fetten und Eiweißen zu den Hauptenergielieferanten. Kohlenhydrate bestehen aus Zuckerbausteinen. Einfach- und Zweifachzucker wie Trauben- und Haushaltszucker sind ungünstig, da sie keine weiteren wichtigen Nährstoffe wie Vitamine und Ballaststoffe enthalten und zum erhöhten Konsum verleiten, sodass sie sparsam zu verwenden sind. Diese sogenannten Einfachzucker bestehen nur aus einem Zuckermolekül, sodass sie sehr schnell aufgenommen werden und den Blutzucker rasch ansteigen lassen. Der Organismus steuert mit einer hohen Insulinausschüttung entgegen, was aber zu ei-

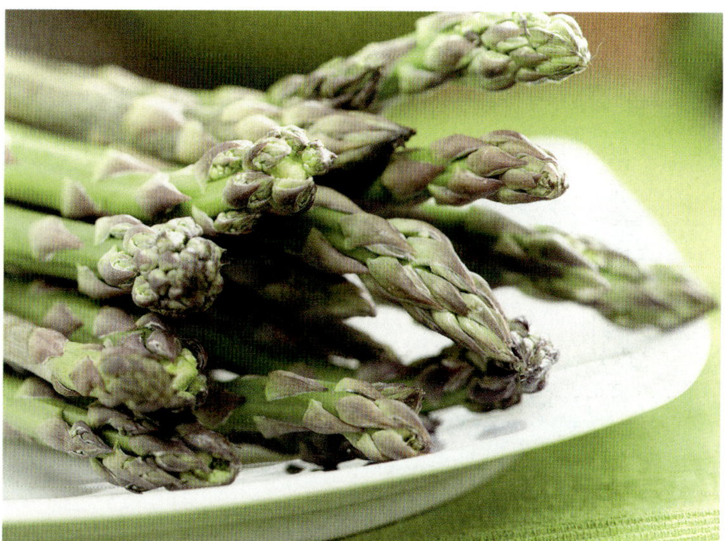

Gemüse in möglichst vielen Variationen versorgt den Körper auf vielfältige Weise mit sekundären Pflanzenstoffen, deren Bedeutung für die Gesundheit beträchtlich ist.

!

Während gesättigte, oft tierische Fette schaden, schützen ungesättigte Fette aus pflanzlichen Ölen und fettreichem Fisch Herz und Gefäße.

nem raschen Abfall des Blutzuckers und zum Hungergefühl führt.

Für die Ernährung günstig sind sogenannte komplexe Kohlenhydrate, die im Gegensatz zu den einfachen Kohlenhydraten aus langen und verzweigten Zuckerketten bestehen. Diese komplexen Kohlenhydrate sind in Getreideerzeugnissen, Reis, Kartoffeln u. Ä., enthalten. Da diese erst gespalten werden müssen, werden diese Kohlenhydrate wesentlich langsamer aufgenommen, sodass es nicht zu den geschilderten Blutzuckerschwankungen kommt.

Wie oben beschrieben, liegt in einer blutdruckgesunden Ernährung der Fettkonsum bei ca. 30 bis 35 Prozent der gesamten Kalorienzufuhr. Entsprechend sollte der Kohlenhydratanteil auf über 50 Prozent der Gesamtkalorienzufuhr gesteigert werden. Dies wird durch die folgenden Empfehlungen möglich.

AUFGABE 1

Lesen Sie bitte zunächst die ersten sechs Ernährungstipps und prägen Sie sie sich gut ein, denn allein durch die Umsetzung dieser Ernährungsgrundlagen können Sie Ihren Blutdruck und auch Ihr Wohlbefinden positiv beeinflussen.
In den nächsten sieben Tagen sollten Sie daher abends hinter diesem Abschnitt markieren, ob Sie diese Tipps bei Ihrer Ernährungsplanung berücksichtigt haben oder nicht, und dabei diese Inhalte wiederholen. Häufige Wiederholung ist wichtig, damit Sie die Ernährungstipps auch aktiv in die tägliche Essensplanung übernehmen.
Falls Sie einen der Hinweise nicht umgesetzt haben, sollten Sie sich besonders diesen für die nächsten Tage vornehmen. So können Sie diese wichtigen Grundlagen verinnerlichen, sodass die gesunde Ernährung mit der Zeit zur selbstverständlichen Gewohnheit wird.
Gehen Sie bitte nicht zu früh zu den nächsten Tipps über, da durch bloßes Lesen der beschriebenen Grundsätze der gewünschte Lerneffekt nicht zu erreichen ist.

Die 15 wichtigsten Ernährungstipps

1 Verwenden Sie Streich- und Bratfett sparsam. Damit allein können Sie eine deutliche Reduktion Ihres Fettverbrauchs erreichen. Im Salat dagegen sind ein bis zwei Esslöffel z. B. Olivenöl bei einer großen Salatportion günstig, damit die fettlöslichen Vitamine aufgenommen werden können.

2 Achten Sie auch bei der Zubereitung auf die verwendete Fettmenge. Bei der Fleischzubereitung kann nochmals deutlich Fett gespart werden, indem anstelle des Bratens mit viel Fett oder Öl das Fleisch lieber im Ofen, im Grill, im Tontopf oder in einer beschichteten Pfanne mit wenig Fett zubereitet wird. Fisch kann auch gedünstet werden, um Fett zu sparen.

3 Eine, besser zwei Fischmahlzeiten pro Woche liefern Ihnen auf gesunde Weise Eiweiß und viele weitere wertvolle Nährstoffe. Dagegen sind zwei bis maximal drei Fleischmahlzeiten pro Woche ausreichend.

4 Steigern Sie gleichzeitig Ihre Kohlenhydrataufnahme in Form von Reis, Kartoffeln und Getreideerzeugnissen. Hochwertige Kohlenhydrate sind auch in Vollkornprodukten und Hülsenfrüchten enthalten.

5 Decken Sie Ihren Flüssigkeitsbedarf überwiegend mit kalorienarmen Getränken. Denn viele Kalorien und einfache Zucker werden häufig mit den täglich konsumierten Getränken eingenommen. Wer überwiegend zuckerhaltige Säfte, Limonade oder Cola trinkt, kommt leicht auf zusätzliche 300 bis 400 Kilokalorien pro Tag bei ca. 0,7 bis einem Liter dieser Getränke. Auf den Geschmack brauchen Sie jedoch nicht zu verzichten, da es Alternativen in Form stark kalorienreduzierten Limonaden, Cola

!

Auf Limonaden sollte aufgrund des hohen Zuckergehalts verzichtet werden.

light etc. gibt. Ebenso sind natürlich Mineralwasser, Tee und Saftschorlen gesunde Alternativen und aus ernährungsphysiologischer Sicht vorzuziehen.

6 Fünf Obst- und Gemüse-Einheiten am Tag gehören zu einer gesunden und blutdrucksenkenden Kost. Eine Portion ist mit ca. 150 Gramm zu veranschlagen und als Anhaltspunkt etwa faustgroß.

Fisch enthält viele wichtige Nährstoffe und beugt mit seinen gesunden Omega-3-Fettsäuren u. a. Herzerkrankungen vor.

Gemüse und Obst sind reich an Vitaminen und dabei kalorienarm; somit zum Abnehmen ideal. Wegen der hohen Ballaststoffmenge tritt ein Sättigungsgefühl bei geringer Kalorienmenge ein. Eine ausreichende Menge Ballaststoffe nehmen Sie auf, wenn Sie Ihren Obst- und Gemüseverzehr wie vorab empfohlen einhal-

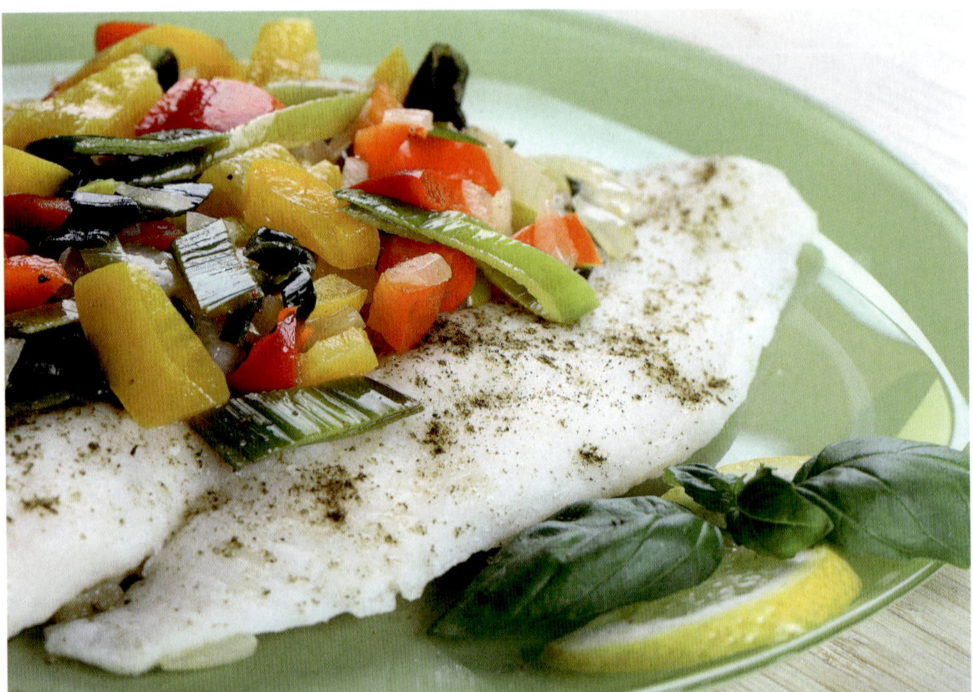

ten. Steigern Sie deshalb Ihren Obst- und Gemüseverzehr. Gemüse lässt sich durch Dünsten schonend unter Erhalt der Vitamine zubereiten.

Fünf Portionen Obst und Gemüse täglich werden empfohlen, um die vielfältigen positiven Wirkungen, u. a. aufgrund ihres Gehalts an sekundären Pflanzenstoffen, zu nutzen. Plakativ spricht die Deutsche Gesellschaft für Ernährung von „Fünf am Tag", die amerikanische Fachgesellschaft von „five a day". Davon sollten drei Gemüse- oder Salat- und zwei Obst-Portionen gewählt werden. Mit zwei Gemüseeinheiten mittags als Beilage, einem Salat zum Abendbrot und zwei Obststücken über den Tag verteilt, lassen sich leicht fünf Einheiten am Tag erreichen. Vorsicht ist bei den Salatdressings geboten, da die meisten Salatsaucen fett- und kalorienreich sind. Ein Joghurtdressing oder ein bis zwei Esslöffel Olivenöl und Essig sind gute Alternativen.

AUFGABE 2

Markieren Sie bitte am Ende jeden Tages, ob Sie die Ernährungstipps 1 bis 6 umgesetzt haben.

TIPP	TAG 1		TAG 2		TAG 3		TAG 4		TAG 5		TAG 6		TAG 7	
1	ja	nein	ja	nein	ja	nein	ja	nein	ja	nein	ja	nein	ja	nein
2	ja	nein	ja	nein	ja	nein	ja	nein	ja	nein	ja	nein	ja	nein
3	ja	nein	ja	nein	ja	nein	ja	nein	ja	nein	ja	nein	ja	nein
4	ja	nein	ja	nein	ja	nein	ja	nein	ja	nein	ja	nein	ja	nein
5	ja	nein	ja	nein	ja	nein	ja	nein	ja	nein	ja	nein	ja	nein
6	ja	nein	ja	nein	ja	nein	ja	nein	ja	nein	ja	nein	ja	nein

Lesen und lernen Sie frühestens nach sieben Tagen weiter, wenn Sie die ersten sechs Ernährungstipps über diese Zeit kontinuierlich eingehalten haben. Lesen Sie in dieser Zeit die Ernährungstipps immer wieder, bis sie Ihnen in Fleisch und Blut übergehen.

7 Süßigkeiten und Knabbereien wie Chips etc. enthalten viele Kalorien und sollten die Ausnahme bleiben, vor allem in der Zeit des Abnehmens. Eine gute Alternative sind Trockenfrüchte, die darüber hinaus viel Kalium enthalten. Grundsätzlich sind keine Nahrungsmittel verboten. Gerade in der Zeit, in der Sie abnehmen möchten, sollten Sie jedoch Ihren Konsum an Süßigkeiten und Knabbereien deutlich verringern. Später, wenn Sie Ihr Zielgewicht erreicht haben, können Sie auch diese Nahrungsmittel mit Vernunft genießen. Sie dürfen also auch ab und zu Schokolade oder Kuchen essen, nur eben nicht gerade täglich. Es kommt auch hier auf das richtige Maß an.

8 Bauen Sie ballaststoffreiche Nahrungsmittel fest in Ihren Ernährungsplan ein. Ballaststoffe werden auch als pflanzliche Faserstoffe bezeichnet, die zwar nicht aufgenommen werden und damit auch keine Energie zuführen, aber wichtige Funktionen bei der Ernährung ausüben: Sie tragen zum Sättigungsgefühl bei, da sie den Magen füllen, ohne verdaut zu werden. Zudem binden sie Cholesterin im Darm und helfen so beim Cholesterinsenken.

Täglich werden 35 Gramm Ballaststoffe empfohlen. Ohne die genaue Menge bestimmen zu müssen, sind ballaststoffreiche Nahrungsmittel vorzuziehen. Zu diesen zählen besonders Gemüse, Obst, Vollkornbrot, Haferflocken, Müsli, Linsen und Hülsenfrüchte allgemein. Auf eine ausreichende Flüssigkeitsmenge ist dabei zu achten, um das Quellen der Ballaststoffe im Darm zu ermöglichen. Wird zu wenig Flüssigkeit getrunken, entziehen die Ballaststoffe dem Darm Flüssigkeit mit der Folge, dass es zur Verstopfung kommt.

> **!**
>
> Durch die Verwendung von Vollkornprodukten wird die Menge gesunder Ballaststoffe gesteigert.

9 Trinken Sie mindestens zwei Liter täglich, in der Zeit des Abnehmens eher sogar drei Liter. Lediglich bei bestehender Herz- oder Nierenschwäche (Herz- oder Niereninsuffizienz) sollten Sie Ihren Arzt fragen, ob diese Trinkmenge für Sie gesund ist.

Hülsenfrüchte zählen zu den ballaststoffreichen Lebensmitteln.

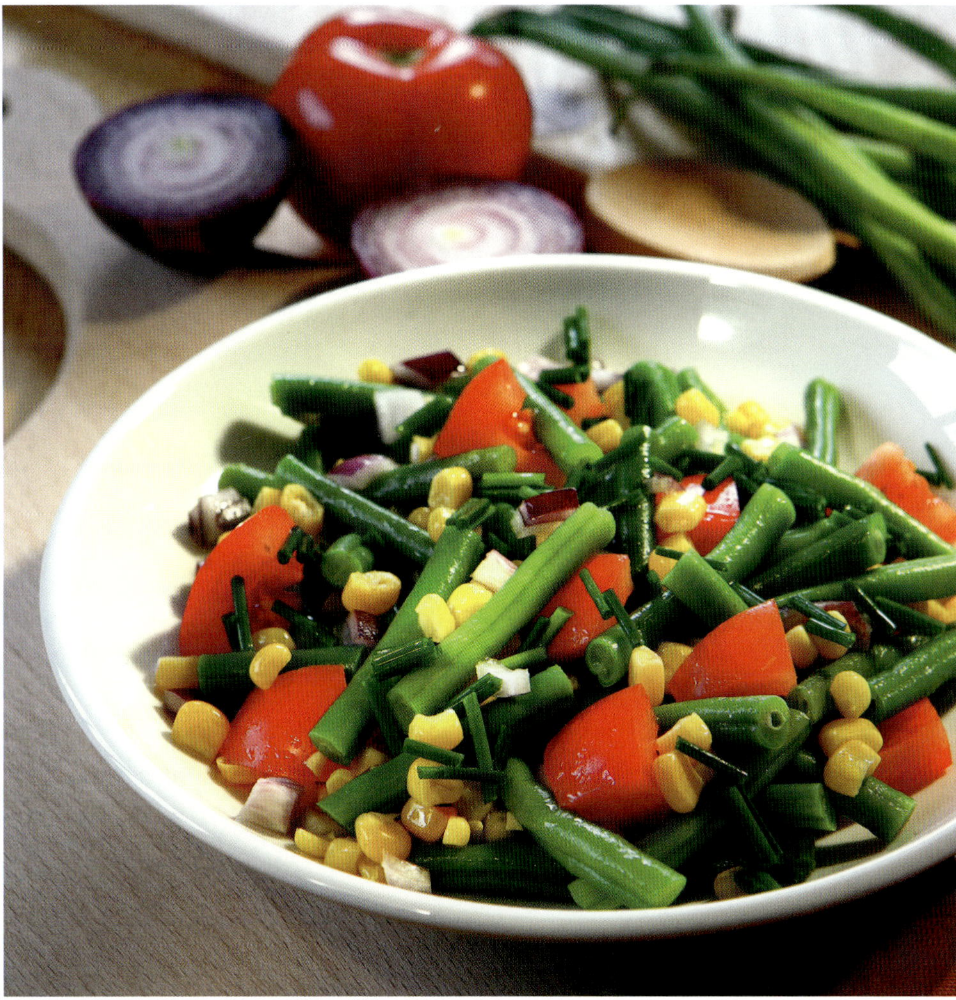

10 Es empfiehlt sich, die Nahrungsmenge auf fünf Mahlzeiten am Tag zu verteilen, anstelle von drei größeren. Häufig wird die Hauptmahlzeit abends eingenommen. Untersuchungen haben aber gezeigt, dass die gleiche Mahlzeit abends weniger verwertet und damit mehr gespeichert wird als morgens oder mittags. Auch wenn dieser Zusammenhang noch umstritten ist, sollte die Hauptmahlzeit eher mittags als abends eingenommen werden.

11 Bei längeren Diäten, von denen wir jedoch abraten, ist oft eine ausreichende Vitaminzufuhr nicht mehr gewährleistet. Bei einer gesunden Mischkost werden Vitamine in ausreichender Menge aufgenommen. Zum Erhalt des Vitamingehalts von Lebensmitteln hier einige Tipps:

- Vitaminverluste können bei längeren Transporten und beim Lagern auftreten und werden bei Tiefkühlung vermieden.
- Längeres Warmhalten von Speisen verringert den Vitamingehalt. Besser ist es, Speisen erneut zu wärmen.
- Vitaminschonend ist das Dünsten und Dämpfen von Gemüse.

!

Kakao und dunkle Schokolade senken den Blutdruck – aber Vorsicht mit den zusätzlichen Kalorien!

12 Auch grünem Tee, schwarzem Tee, Kakao und dunkler Schokolade werden positive Auswirkungen auf die Blutgefäße, möglicherweise über deren Gehalt an Flavonoiden, zugesprochen, sodass diese Genussmittel, unter Berücksichtigung des Kaloriengehalts von Schokolade, empfohlen werden können. Dunkle Schokolade in einer Menge von 30 Gramm täglich, konnte in einer Untersuchung den Blutdruck um immerhin etwa 3 mmHg systolisch und knapp 2 mmHg diastolisch senken. Falls Sie also Kakao oder dunkle Schokolade anstelle anderer Süßigkeiten und in Maßen genießen und dabei auf die Kalorien achten, leisten Sie damit einen Beitrag zur Blutdrucksenkung.

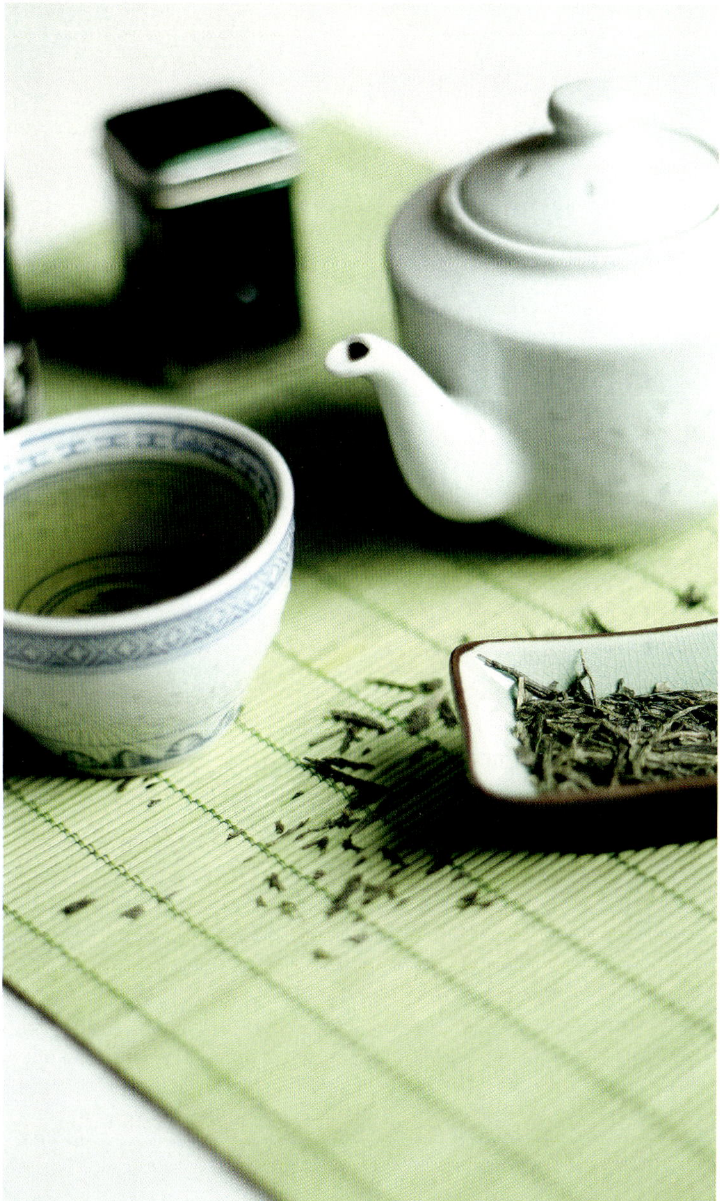

Grüner Tee enthält Flavonoide, die sich günstig auf den Blutdruck auswirken können.

Beispiele für schmackhaftes und gesundes Kochen

Die folgenden Rezepte stellen Anregungen für eine schmackhafte und gesunde Speisezubereitung dar.

Gemüsepaella

Eine Portion enthält:
460 kcal
18 g Eiweiß
20 g Fett
52 g Kohlenhydrate

Zutaten für zwei Personen
2 EL Diätpflanzenöl
1 Schalotte
etwas Knoblauch
100 g Naturreis
1 Briefchen Safranfäden
300 ml Hühnerbrühe
10 Champignons (ca. 100 g)
ca. 100 g Zuckerschoten
1 Möhre
1 Frühlingszwiebel
1 rote Paprika
2 EL Weißwein
½ Bund glatte Petersilie
200 g Beerenobst, frisch oder tiefgekühlt

Zubereitung

1 1 EL Öl in einem kleinen Topf erhitzen. Die fein gehackte Schalotte und den zerdrückten Knoblauch darin dünsten. Reis hinzufügen und unter Rühren glasig werden lassen.

2 Safran in der Hühnerbrühe auflösen, beides zum Reis geben. Den Reis zugedeckt etwa 20 Minuten quellen lassen.

3 Inzwischen das Gemüse putzen, waschen und in mundgerechte, dekorative Stücke schneiden.

4 Restliches Öl erhitzen, Gemüse darin 5 Minuten bei milder Hitze dünsten. Zusammen mit dem Wein, den Gewürzen, der gewaschenen und gehackten Petersilie unter den Reis heben, weitere 10 Minuten garen.

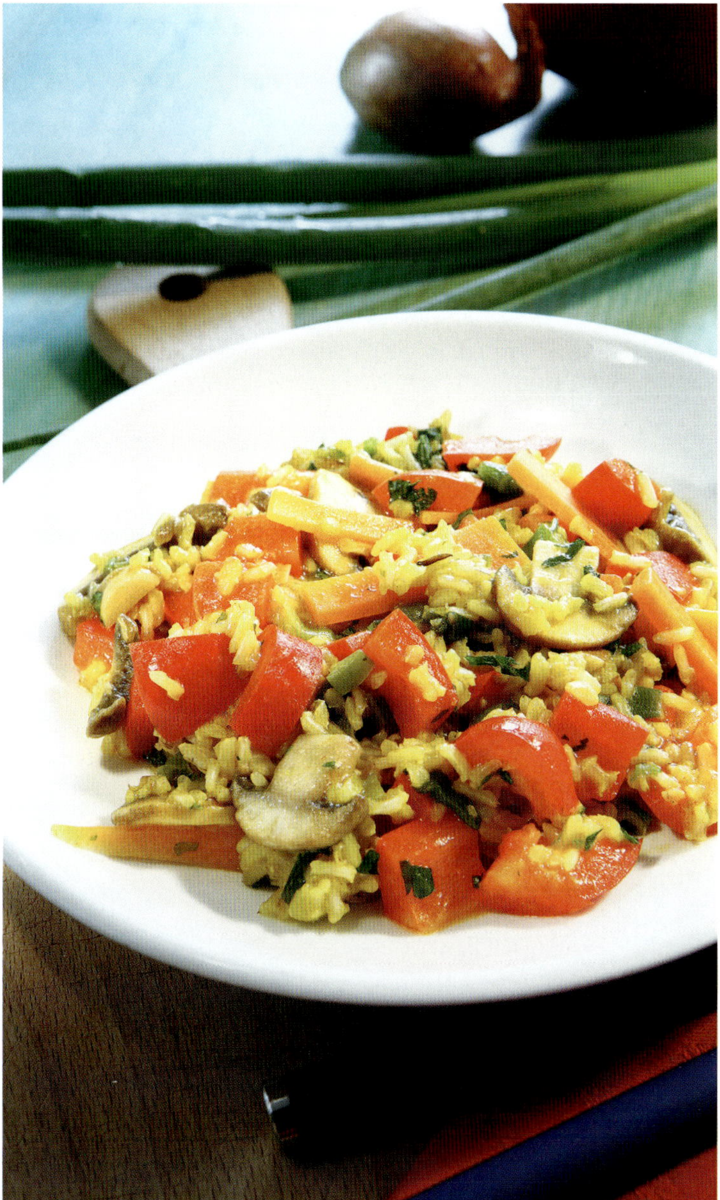

Eine Portion dieser Paella enthält gerade einmal 460 kcal.

Gebackene Kartoffeln

Eine Portion enthält:
246 kcal
5 g Eiweiß
8 g Fett
37 g Kohlenhydrate

Zutaten für zwei Personen

- 500 g mittelgroße festkochende Kartoffeln
- 1 EL Olivenöl
- ¼ TL schwarzer Pfeffer
- ¼ TL Paprika, edelsüß
- ¼ TL Curry
- ¼ TL gem. Kreuzkümmel

Zubereitung

1 Die Kartoffeln gründlich waschen, in 0,5 cm dicke Scheiben schneiden und in eine Schüssel geben. Den Backofen auf 200 °C Ober- und Unterhitze vorheizen.

2 Das Öl über die Kartoffeln träufeln und gut vermengen. Die Gewürze in einem kleinen Schälchen vermischen und über die Kartoffeln streuen, ebenfalls gut vermischen.

3 Die Kartoffeln auf einem Backblech verteilen und im Backofen auf der mittleren Stufe ca. 20 bis 30 Minuten backen.

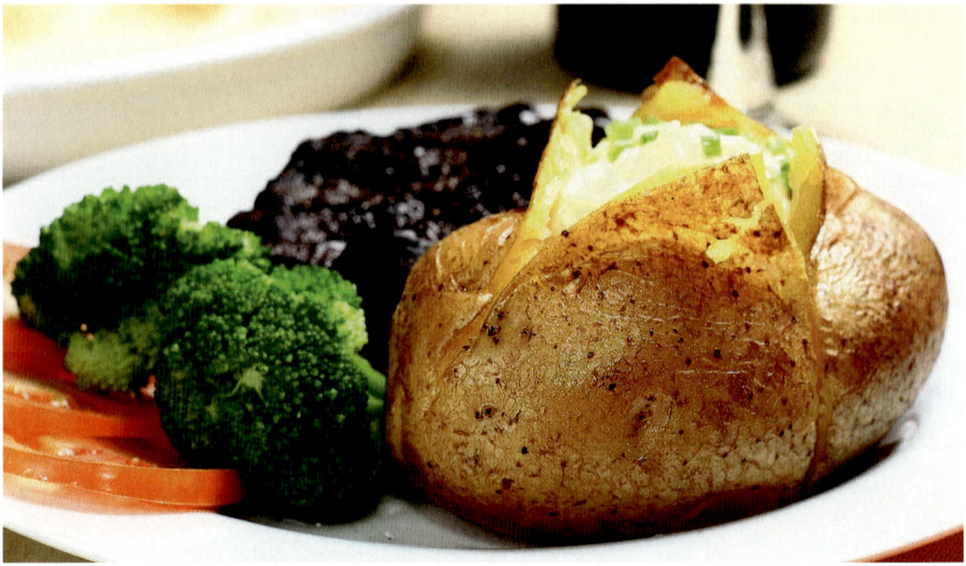

Gemüseaufstrich

Eine Portion enthält:
65 kcal
5 g Eiweiß
3 g Fett
4 g Kohlenhydrate

Zutaten für zwei Personen

5 Radieschen
1 kleine Möhre
¼ kleine Zwiebel
2 gehäufte EL Magerquark
1 EL Schmand
Zitronensaft
Pfeffer
2 EL gehackte Petersilie und Schnittlauch

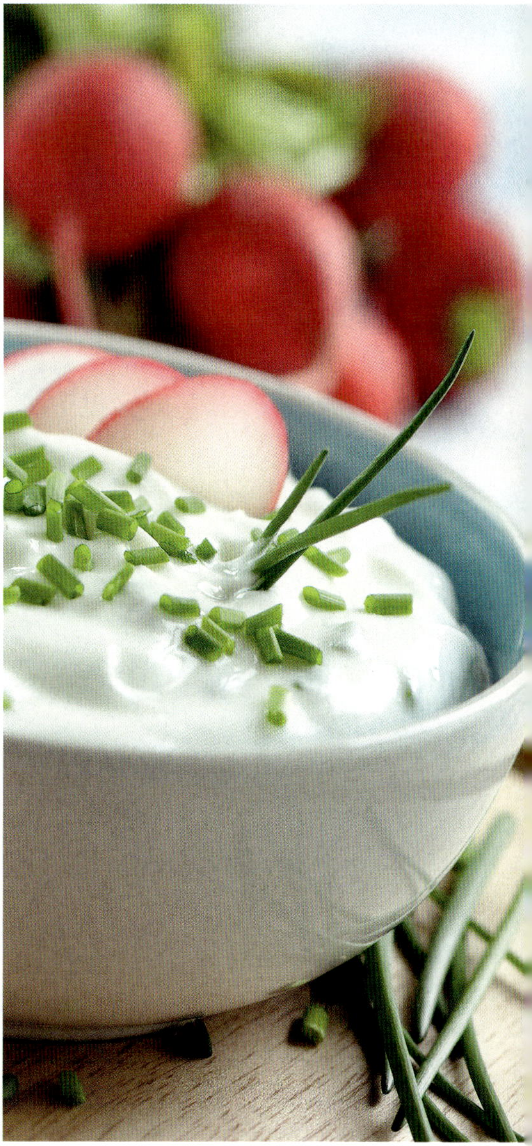

Zubereitung

1 Radieschen und Möhre putzen, waschen und fein raffeln. Die Zwiebel fein hacken. Quark und Schmand gut verrühren, das Gemüse daruntermengen und mit Salz, Zitronensaft und etwas Pfeffer würzen.

2 Vor dem Servieren eine Stunde ziehen lassen. Danach mit den gehackten Kräutern servieren.

13 Schränken Sie Ihren Alkoholkonsum ein. Männer sollten höchstens 0,5 Liter Bier oder 0,25 Liter Wein täglich trinken, Frauen maximal 250 Milliliter Bier oder 150 Milliliter Wein.

Alkohol in Maßen

Ob und wie viel Alkohol der Gesundheit zuträglich ist, ab wann Alkohol anfängt zu schaden und ob Alkoholkonsum aus medizinischer Sicht empfohlen werden kann, gehören zu den häufigen Fragen, die Patienten, nicht nur mit Bluthochdruck, interessieren.

!

Alkohol fördert das Übergewicht!

Alkohol trägt oft nicht unwesentlich zum Übergewicht bei. Ein Gramm Alkohol enthält sieben Kilokalorien. Ein halber Liter Bier (Pils) hat etwas mehr als 200 Kilokalorien. 0,25 Liter Wein liefert etwa 160 Kilokalorien. Bei größeren Mengen lässt sich leicht überschlagen, welche Kalorienmengen allein durch Alkoholkonsum zusammenkommen.

Die oben genannten Mengen sind die tägliche Höchstmenge für Männer. Frauen jedoch verstoffwechseln Alkohol deutlich langsamer, sodass die maximal ohne Gesundheitsschaden tolerable Menge etwa 20 Prozent darunter liegt. Ungeachtet der Kalorienmenge können Alkoholmengen, die darüber liegen, Gesundheitsschäden, z. B. Leberschäden, nach sich ziehen. Auch darf

GETRÄNK	ALKOHOL in Vol.-%	KILOKALORIEN je 100 ml
Pils, Kölsch, Altbier, Weizenbier	5	ca. 50
Rotwein, Weißwein	10–12	ca. 70
Sekt	12	ca. 85
Weinbrand	38	ca. 250
Liköre	30	ca. 280

das Abhängigkeitspotential des Alkohols nicht außer Acht gelassen werden.

Andererseits deuten wissenschaftliche Untersuchungen sehr darauf hin, dass insbesondere der mäßige Genuss von Wein, d. h. etwa 150 Milliliter täglich, das Risiko senken kann, einen Herzinfarkt und weitere Herz-Kreislauf-Erkrankungen zu entwickeln.

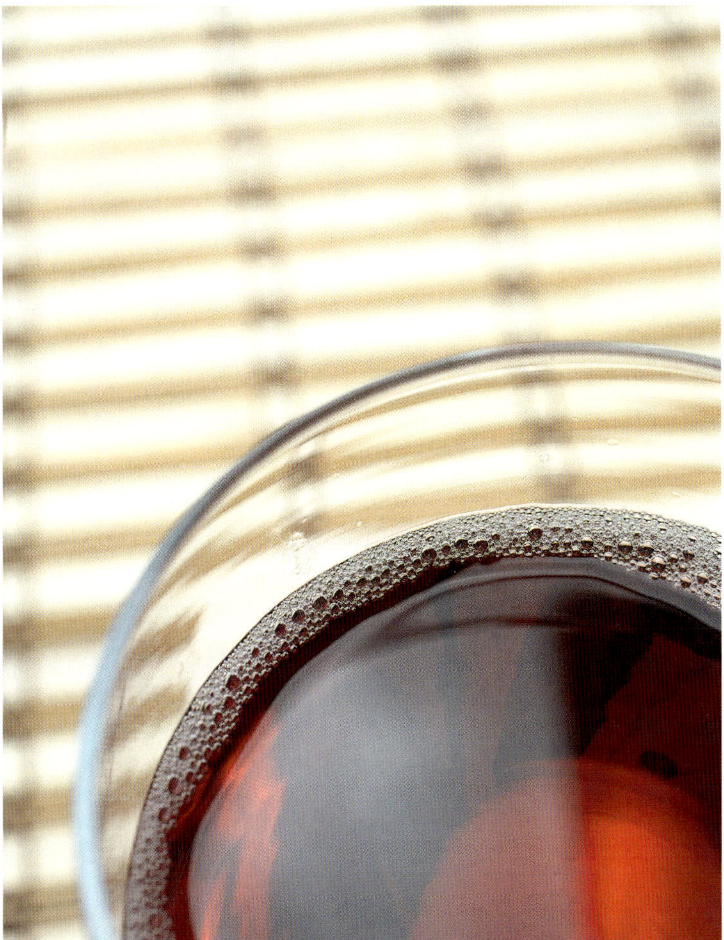

In mäßigen Mengen wirkt Wein der Arteriosklerose entgegen und ist daher durchaus statthaft. Größere Mengen steigern den Blutdruck und schaden.

Die Tabelle auf Seite 94 zeigt, wie viel Alkohol in häufigen alkoholischen Getränken enthalten ist und wie hoch ihr Kaloriengehalt ist.

Verschiedentlich wurde gezeigt, dass mäßiger Alkoholgenuss, besonders bestimmter Rotweinsorten der Erkrankung der Herzkranzgefäße entgegenwirkt. Unter anderem werden bestimmte Stoffe, die im Wein vorkommen, die sogenannten Polyphenole dafür verantwortlich gemacht. Diese günstigen Effekte sollen sich auf den Fettstoffwechsel, die Blutgerinnung, eine Gefäßerweiterung u. a. auswirken. Der Wissenschaftler De Gaetano fand bei den dazu vorliegenden Daten an über 200.000 Personen eine Senkung des Risikos für Herz-Kreislauf-Erkrankungen um etwa 30 Prozent. Ob auch Bier ähnliche Wirkungen ausübt, ist umstritten, wahrscheinlich liegt der Effekt beim Bier aber unter dem des Weines.

!

Rotwein in geringer Menge (!) kann der Erkrankung der Herzkranzgefäße entgegenwirken.

Da Alkohol allerdings den Blutdruck steigert, kann regelmäßiger Alkoholkonsum für Bluthochdruckkranke nicht empfohlen werden. Zudem trägt Alkohol wegen seines Kaloriengehalts zum Übergewicht bei, welches ebenso den Blutdruck erhöht.

Falls Sie gerne etwas Rotwein oder Bier trinken und dabei unter der in Tipp 13 genannten Menge (Seite 94) bleiben, können Sie dies ohne Weiteres beibehalten. Wenn Sie aber keinen oder nur sehr wenig Alkohol trinken, würde ich bei Bluthochdruckpatienten nicht empfehlen, zur Vorbeugung vor Herz-Kreislauf-Erkrankungen damit zu beginnen.
Trinken Sie bislang regelmäßig mehr als die unten empfohlenen Alkoholmengen, sollten Sie die Menge auf die oben empfohlenen Maße reduzieren, um Ihren Blutdruck zu senken.

14 Bauen Sie Vitamin-D- und kalziumhaltige Nahrungsmittel in Ihren Ernährungsplan ein und bewegen Sie sich ausreichend draußen.

Vitamin D und Kalzium beim Bluthochdruck

Ein Vitamin-D-Mangel führt zum Blutdruckanstieg, und es wurde eine erhöhte Rate an Herzinfarkten, Herzschwäche und sogar ein Anstieg der Sterblichkeit beobachtet. Daher verdient dieses Vitamin eine besondere Aufmerksamkeit, gerade bei Bluthochdruckpatienten.

Vitamin D übt eine wichtige Funktion im Kalziumhaushalt unseres Organismus aus. Kalzium und Vitamin D sind für eine gesunde Knochenbildung und speziell bei Frauen jenseits der Menopause zur Vorbeugung von Osteoporose (Gefahr von Knochenbrüchen!) unabdingbar. Die Bildung des aktiven Vitamins D geschieht unter Sonneneinwirkung in der Haut. Ein Teil des Vitamins D wird zudem mit der Nahrung aufgenommen. Um eine ausreichend hohe Vitamin-D-Versorgung sicherzustellen ist deshalb die Sonneneinstrahlung von großer Bedeutung. Regelmäßige Spaziergänge, Walking u. Ä. eignen sich also auch dazu, den Vitamin-D-Haushalt zu verbessern.

> **!**
> Sonnenlicht verbessert den Vitamin-D-Haushalt und wirkt auch der Osteoporose entgegen.

Dagegen kann nach dem jetzigen Kenntnisstand die zusätzliche Aufnahme von Vitamin D bei Menschen, die keinen Mangel aufweisen, nicht den Blutdruck senken. Sehr wohl sollte ein Vitamin-D-Mangel vermieden und, falls ein solcher vorliegt, ein Ausgleich erfolgen. Im Zweifel kann der Vitamin-D-Spiegel im Blut bestimmt werden, falls aus medizinischer Sicht der Verdacht auf einen Mangel besteht.

> **!**
> Ein Vitamin-D-Mangel erhöht den Blutdruck und sollte daher ausgeglichen werden.

Insgesamt kann keine Empfehlung zur Vitamin-D-Zufuhr in Form von Tabletten zur Blutdrucksenkung ausgesprochen werden. Sorgen Sie lieber für ausreichenden Aufenthalt an der frischen Luft und achten Sie zusätzlich auf eine ausgewogene Ernährung. Vor allem fette Fischarten, die auch reich an Omega-3-Fettsäuren sind, beinhalten Vitamin D.

Fettreiche Fischarten haben einen hohen Anteil an Omega-3-Fettsäuren, denen eine „herzgesunde" Wirkung nachgesagt wird. Außerdem enthalten sie viel Vitamin D.

Da Vitamin D darüber hinaus für die Knochenstabilität von Bedeutung ist, ebenso übrigens wie regelmäßige Bewegung, tun Sie auch gleichzeitig etwas zur Vorbeugung vor Osteoporose. Dasselbe gilt für Kalzium, das reichlich in Milch und Milchprodukten enthalten ist. Auch hier sollte auf eine ausreichende Zufuhr Wert gelegt werden.

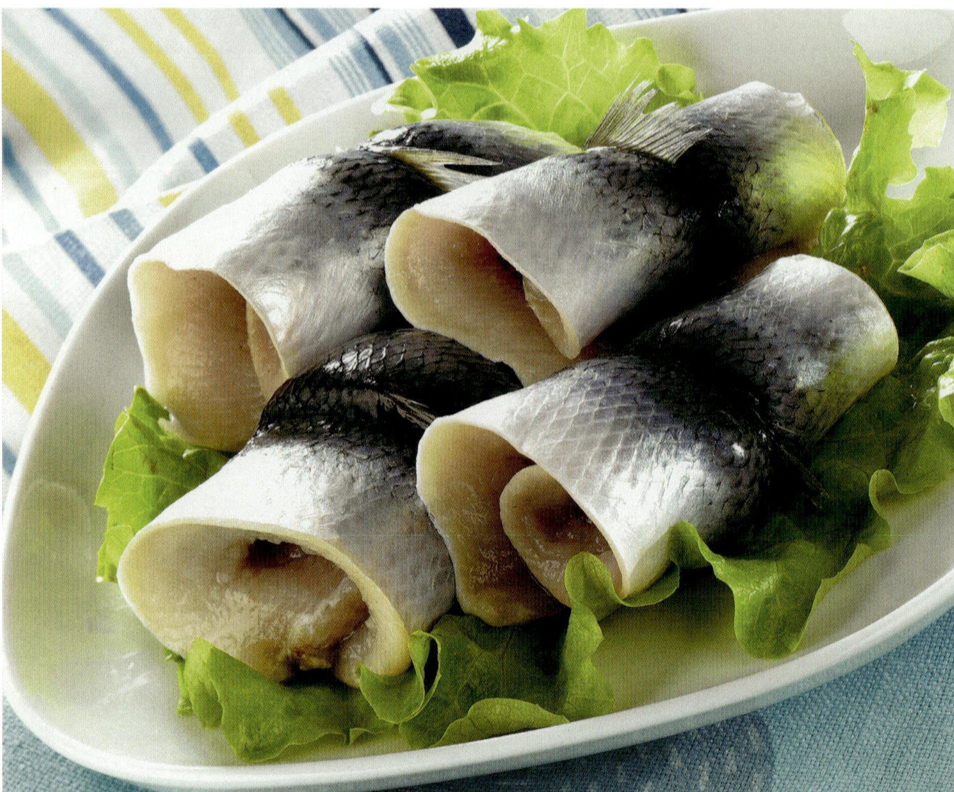

15 Bauen Sie bewusst kaliumhaltige Nahrungsmittel in Ihren Speiseplan ein.

!

Die meisten Vitamine und Mikronährstoffe befinden sich in und unmittelbar an der Obstschale, weshalb Sie Obst nicht schälen sollten.

Kalium hilft beim Blutdrucksenken

Verschiedene Untersuchungen deuten darauf hin, dass eine Erhöhung der Kaliumaufnahme den Blutdruck senkt. Die in unseren Breiten übliche Kost beinhaltet lediglich etwa zwei Gramm Kalium täglich. Eine Erhöhung der Kaliumzufuhr auf über drei bis vier Gramm täglich wird empfohlen und kann durch eine Steigerung der Obst- und Gemüsezufuhr erreicht werden. Die Einnahme spezieller Kaliumtabletten oder -kapseln ist zur Blutdrucksenkung nicht sinnvoll, viel besser ist es, mehr Obst und Gemüse zu essen, was Sie ohnehin im Rahmen der Ernährungsumstellung (siehe Ernährungstipp Nr. 6, Seite 84) tun sollten.

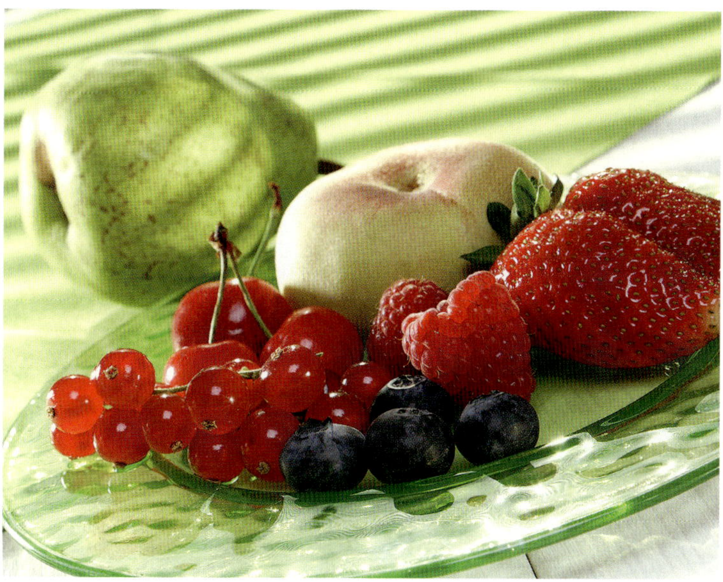

Zwei Portionen Obst täglich sind lecker, kalorienarm und helfen durch ihren Kaliumgehalt, den Blutdruck zu senken.

!

Auch Trockenfrüchte erhöhen effektiv die Kaliumzufuhr.

100 g NAHRUNGSMITTEL	KALIUMGEHALT in mg
Obst	
Bananen (1 mittleres Stck.)	480
Orangen (1 mittleres Stck.)	250
Datteln	650
Avocado	500
Rosinen	860
Aprikosen (getrocknet)	1300
Gemüse	
Kartoffeln	410
Spinat	600
Brokkoli	400
Erbsen	320
Grünkohl	440
Kohlrabi	370
Kürbis	380
Rosenkohl	400
Fleisch	
Huhn	360
Rindfleisch	425
Schweinefleisch	375
Fisch	
Seelachs	370
Makrele	400
Barsch	330
Verschiedenes	
Champignons	420
Bohnen (weiß)	1300
Erbsen (gelb)	940

In der Tabelle links sind einige Nahrungsmittel mit hohem Kaliumgehalt aufgeführt, die zur Steigerung der Kaliumzufuhr bevorzugt werden können.

Viele Obstsorten sind wertvolle Kaliumlieferanten: „five a day" – 3 bis 5 Obst- und Gemüseanteile pro Tag kennzeichnen eine gesunde Ernährung.

AUFGABE 3

Markieren Sie bitte am Ende jeden Tages, ob Sie die Ernährungstipps 7 bis 15 umgesetzt haben.

TIPP	TAG 1		TAG 2		TAG 3		TAG 4		TAG 5		TAG 6		TAG 7	
7	ja	nein	ja	nein	ja	nein	ja	nein	ja	nein	ja	nein	ja	nein
8	ja	nein	ja	nein	ja	nein	ja	nein	ja	nein	ja	nein	ja	nein
9	ja	nein	ja	nein	ja	nein	ja	nein	ja	nein	ja	nein	ja	nein
10	ja	nein	ja	nein	ja	nein	ja	nein	ja	nein	ja	nein	ja	nein
11	ja	nein	ja	nein	ja	nein	ja	nein	ja	nein	ja	nein	ja	nein
12	ja	nein	ja	nein	ja	nein	ja	nein	ja	nein	ja	nein	ja	nein
13	ja	nein	ja	nein	ja	nein	ja	nein	ja	nein	ja	nein	ja	nein
14	ja	nein	ja	nein	ja	nein	ja	nein	ja	nein	ja	nein	ja	nein
15	ja	nein	ja	nein	ja	nein	ja	nein	ja	nein	ja	nein	ja	nein

Gehen Sie bitte nicht vor Ablauf einer Woche zum nächsten Abschnitt über. In dieser Zeit sollten sich viele Ernährungsgrundsätze eingespielt haben und, falls nötig, eine gewisse Gewichtsabnahme festzustellen sein. Sie können sich auch mehr Zeit nehmen, bis Sie weiterlesen. Je gründlicher Sie den Ernährungsabschnitt durcharbeiten, umso mehr Ernährungsgrundsätze werden Sie dauerhaft übernehmen und damit langfristig ein gesundes Körpergewicht und alle Vorteile einer guten Ernährung festigen. Wiederholen Sie daher die Ernährungsgrundsätze, bis Sie mit ihnen vertraut sind.

6. WOCHE

Durch Abnehmen den Bluthochdruck senken

Dieses Kapitel sollte von Personen durchgearbeitet werden, die übergewichtig sind und abnehmen möchten. Zusätzlich zu den Ratschlägen im Kapitel „Richtig essen bei Bluthochdruck" (siehe Seite 78), die ja für alle Bluthochdruckpatienten von Bedeutung sind, finden sich hier spezielle Hinweise zum Abnehmen.

Falls Sie zu den Glücklichen zählen, die kein Übergewicht haben, und dieses Kapitel überspringen können, ziehen Sie die folgenden Wochenangaben um jeweils eine Woche vor!

!

1 kg Gewichtsabnahme senkt den Blutdruck um 1 bis 2 mm Hg!

In aller Regel werden Sie mit der im vorigen Kapitel beschriebenen Ernährungsumstellung die gewünschte Gewichtsreduktion erzielen, vor allem, wenn Sie sich eine regelmäßige körperliche Betätigung angewöhnt haben. Setzen Sie sich kleine, realistische Ziele. Denn jedes Kilo, das Sie abnehmen, hilft Ihren Blutdruck zu senken und verbessert Ihre Gesundheit. Mit einer Gewichtsabnahme von vier Kilogramm können Sie bereits eine Senkung Ihres Blutdrucks um etwa 4 bis 8 mmHg erwarten, was ein sehr lohnendes Ziel ist.

Wenn der erste Schritt getan ist und Sie Ihre Ernährung umgestellt haben, ist eine allmähliche Normalisierung des Körpergewichts zu erwarten. Seien Sie geduldig, denn auch eine langsame Gewichtsabnahme von ein bis zwei Kilogramm im Monat bedeutet, dass Sie nach einem Jahr zwölf bis 24 Kilogramm weniger wiegen.

Vor drastischen Diäten muss wegen der schlechten Langzeitergebnisse gewarnt werden. Lassen Sie sich bitte nicht von noch so verlockenden Versprechen der Hersteller von Diätprodukten blenden. Dauerhaft hilft Ihnen nur eine Ernährungsumstellung. Der häufig versprochene „mühelose" Weg abzunehmen ist eine Mogelpackung. Dagegen ist die Ernährungsumstellung zwar anfangs nicht für jeden leicht umzusetzen, die Mühe wird aber durch einen erheblichen Zuwachs an Gesundheit und Wohlbefinden und schließlich durch deutlich bessere Blutdruckwerte belohnt – und das dauerhaft!

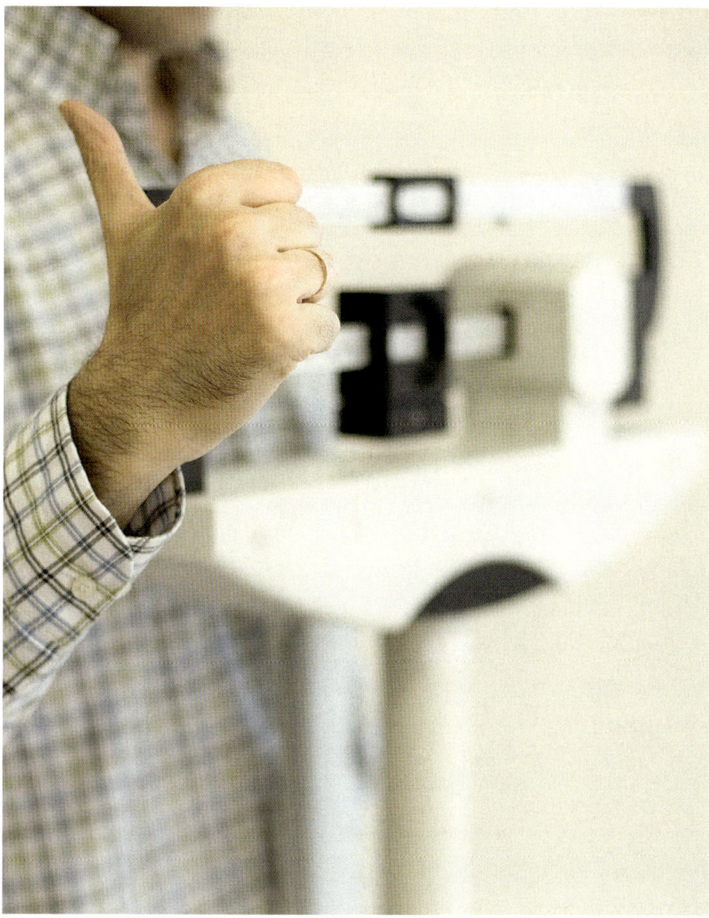

Hat man verinnerlicht, dass das Abnehmen langsam erfolgt und erste Erfolge erzielt, kann der Weg zur Waage sogar Spaß machen.

Übergewicht und Bluthochdruck

Über 50 Prozent der Menschen in unserer Gesellschaft weisen ein Übergewicht auf. Hauptursachen sind eine falsche Ernährung u. a. mit hohem Fettanteil und zu geringem Anteil an vegetarischen Komponenten sowie Bewegungsmangel. Die überwiegend sitzende Tätigkeit erschwert es vielen Menschen, ein normales Gewicht zu halten.

!

Menschen mit Übergewicht weisen mehr als sechsmal häufiger einen Bluthochdruck auf als normalgewichtige Personen.

Übergewicht erhöht den Blutdruck deutlich, wie auch große Untersuchungen (Framingham-Studie) gezeigt haben. Neben der Blutdruckerhöhung birgt Übergewicht weitere erhebliche Gesundheitsrisiken. Es begünstigt stark das Auftreten der Zuckerkrankheit (Diabetes mellitus). Weiterhin erhöht Übergewicht die schädlichen Blutfette und kann Gelenkschäden hervorrufen.

Die Bedeutung der Gewichtsreduktion und einer optimierten Ernährung kann bei Bluthochdruckpatienten nicht hoch genug bewertet werden. Die zwei Säulen der Gewichtsreduktion sind eine Ernährungsumstellung und eine Steigerung der körperlichen Aktivität. Beide müssen Hand in Hand gehen, wenn ein gesundes Gewicht auf Dauer gehalten werden soll.

Für Übergewichtige gilt, dass jedes Kilogramm, das abgenommen wird, den Blutdruck messbar senkt. Wie weit der Blutdruck dabei sinkt, ist von Mensch zu Mensch verschieden. Als Faustregel gilt, dass eine Gewichtsabnahme von 1 kg den Blutdruck um etwa 1 bis 2 mmHg senkt. Eine Gewichtsreduktion um zehn Kilogramm senkte in einer Untersuchung, die genau diesen Zusammenhang überprüfte, den systolischen (oberen) Blutdruckwert um 10 bis 20 mmHg und den diastolischen Wert um ca. 10 mmHg. Auch wenn diese Werte Mittelwerte darstellen, die im Einzelfall natürlich sowohl in die eine als auch in die andere Richtung schwanken können, lässt sich feststellen, dass im Durchschnitt mit einer Gewichtsreduktion der Blutdruck stärker gesenkt werden kann als mit einem einzigen Blutdruckmedikament.

Bereits, wenn ein leichtes bis mäßiges Übergewicht vorliegt, kann durch die Gewichtsreduktion der Blutdruck gesenkt oder sogar normalisiert werden. Dabei zählt jedes Kilogramm, denn der Blutdruck sinkt nicht erst, wenn das Normalgewicht erreicht wird, sondern mit jedem abgenommenen Kilo.

!

Der Blutdruck sinkt mit jedem Gewichtsverlust weiter.

Das Körpergewicht richtig bewerten

Zwar haben die meisten Menschen eine gewisse Vorstellung davon, welches Gewicht noch akzeptabel und wann es zu viel ist, doch die Frage, ab wann eigentlich das Gewicht gesundheitsschädlich ist, bedarf einiger Erläuterungen. Hier sind statistische Daten hilfreich, die zeigen, ab welchem Gewicht sich bestimmte Erkrankungen häufen und schließlich die Lebenserwartung sinkt.

In der Tabelle (siehe Seite 107) können Sie mithilfe Ihrer Größe und Ihres Gewichtes sehen, welcher Gewichtsgruppe Sie zuzuordnen sind. Als normalgewichtig gelten Personen mit einem BMI zwischen 18,5 und 25. Nach Möglichkeit sollten Sie diesen Bereich anstreben. Ein Wert über 30 ist deutlich zu hoch und bedeutet ein erhebliches Gesundheitsrisiko.

Zur genauen Einteilung des Körpergewichtes hat sich der Body-Mass-Index (BMI) bewährt, der sich aus dem Körpergewicht in Kilogramm und der Körperlänge in Metern folgendermaßen berechnet:

$$\text{BMI} = \frac{\text{Körpergewicht in kg}}{(\text{Körpergröße in Metern})^2}$$

Für eine Person mit 76 kg bei 1,80 m beträgt der BMI damit 76 : (1,80 x 1,80) = 23,5 kg/m².

!

Unsere Muskeln sind die Hauptbrennzelle des Körpers. Deshalb sollte ein Bewegungsprogramm immer das Abnehmen begleiten, um einen Muskelabbau zu vermeiden.

Die Weltgesundheitsorganisation (WHO) hat nach dem BMI die folgenden Gewichtseinteilungen vorgenommen, wobei der Einfachheit halber hier einige Gewichtsgruppen zusammengefasst wurden:

GEWICHTSGRUPPE	BMI in kg/m²
Untergewicht	< 18,5
Normalgewicht	18,5–25
Übergewicht	25–30
Adipositas (Fettsucht) Grad I–II	30–40
Adipositas (Fettsucht) Grad III	40 und mehr

Für diejenigen, die nicht rechnen möchten, habe ich eine Tabelle beigefügt, in der Sie ablesen können, in welcher BMI-Gruppe Sie liegen. Suchen Sie bitte einfach links bei der Größe und in der Tabelle bei dem Gewicht die Werte, die Ihren am nächsten kommen. An der Farbe können Sie sofort ablesen, welcher BMI-Gruppe die Werte entsprechen.

Häufig wird auch ein einfacherer Wert, der sogenannte Broca-Index herangezogen, der sich aus der Größe in Zentimetern minus 100 ergibt. Beispielsweise ergeben sich bei 180 Zentimetern (180 – 100 = 80) also 80 Kilogramm als Broca-Gewicht. Ein Gewicht bis zehn Prozent über oder unter diesem Wert entspricht dem Normalgewicht. Das Broca-Gewicht ist weniger genau als der BMI, liefert jedoch im Alltag einen schnell und einfach zu bestimmenden Anhaltswert. Da der BMI jedoch die genaueren Werte liefert, sollte dieser Parameter bevorzugt werden.

GRÖSSE in cm	UNTERGEWICHT BMI UNTER 18,5	NORMALGEWICHT BMI 18,5–25	ÜBERGEWICHT BMI 25–30	STARKES ÜBERGEWICHT BMI ÜBER 30
160	< 47,5	47,6–64,0	64,1–76,8	> 76,8
162	< 48,4	48,5–65,6	65,7–78,7	> 78,7
164	< 49,7	49,8–67,2	67,3–80,7	> 80,7
166	< 51,0	51,1–68,9	69,0–82,7	> 82,7
168	< 52,3	52,4–70,6	70,7–84,7	> 84,7
170	< 53,3	53,4–72,3	72,4–86,7	> 86,7
172	< 54,7	54,8–74,0	74,1–88,8	> 88,8
174	< 56,0	56,1–75,7	75,8–90,8	> 90,8
176	< 57,3	57,3–77,4	77,5–92,9	> 92,9
178	< 58,6	58,7–79,2	79,3–95,1	> 95,1
180	< 59,9	60,0–81,0	81,1–97,2	> 97,2
182	< 61,3	61,4–82,8	82,9–99,4	> 99,4
184	< 62,6	62,7–84,6	84,7–101,6	> 101,6
186	< 64,0	64,1–86,5	86,6–103,8	> 103,8
188	< 65,4	65,5–88,4	88,5–106,0	> 106,0
190	< 66,8	66,9–90,3	90,4–108,3	> 108,3
192	< 68,2	68,3–92,2	92,3–110,6	> 110,6
194	< 69,6	69,7–94,1	94,2–112,9	> 112,9
196	< 71,1	71,2–96,0	96,1–115,2	> 115,2
198	< 72,5	72,6–98,0	98,1–117,6	> 117,6
200	< 74,0	74,1–100,0	100,1–120,0	> 120,0

AUFGABE 1

Bestimmen Sie Ihren BMI oder ermitteln Sie anhand der obenstehenden Tabelle, welcher Gewichtsgruppe Sie zugehören.

$$\text{BMI} = \frac{(\qquad)\ \text{kg}}{(\qquad)\ \text{m} \times (\qquad)\ \text{m}}$$

Gewichtsgruppe: ______________________

Fettverteilung: Apfel- und Birnentyp

Seit einiger Zeit weiß man, dass nicht nur das Gewicht eine Rolle für die Gesundheit spielt, sondern auch die Fettverteilung. Bei gleichem BMI sind also interessanterweise nicht alle Personen gleich gefährdet. Vor allem das Fettgewebe in der Bauchpartie ist mit einer höheren Gesundheitsgefährdung verbunden. Anschaulich wurden je nach Fettverteilung im Körper zwei Typen definiert. Der sogenannte „Apfeltyp“, bei dem die Fettansammlung der Bauchpartie überwiegt, ist im Vergleich zum sogenannten „Birnentyp“ mit Betonung der Fettansammlung an Gesäß, Hüfte und Oberschenkeln gefährdeter.

> !
>
> Bei gleichem Gewicht ist der „Apfeltyp“ mit Betonung des Bauchfettes gefährdeter als der „Birnentyp“.

Die Messung des Bauchumfangs trägt diesem Umstand Rechnung. Dabei geht ein Bauchumfang über 102 Zentimetern bei Männern und über 88 Zentimetern bei Frauen mit einem erhöhten Herz-Kreislauf-Risiko einher. Dem Bauchumfang wird inzwischen eine große Bedeutung bei der Risikoabschätzung beigemessen.

Eine mögliche Erklärung dafür, dass im Bauchbereich angesammeltes Fettgewebe schädlicher ist als Fettpolster an anderen Körperstellen, wird u. a. darin gesehen, dass bestimmte Hormone, die den Blutdruck erhöhen, offenbar vermehrt in den Bauchfettzellen gebildet werden. Sicherlich trägt der Bauchumfang auch mehr dem Umstand Rechnung, dass bei gleichem BMI natürlich Personen mit einem höheren Muskulaturanteil und entsprechend geringerem Bauchumfang ein günstigeres Gesundheitsrisiko tragen als Personen mit dem gleichen BMI-Wert aber größerem Fettanteil (und daher größerem Bauchumfang) und geringerem Muskelanteil. Man denke an den Bodybuilder mit zwar rechnerisch hohem BMI, aber wenig Fettgewebe bei durchtrainiertem Körper. Dieser Unterschied wird mit dem Bauchumfang offensichtlich, denn der Bodybuilder weist einen geringen Bauchumfang auf, nicht so der Untrainierte mit gleichem BMI.

> !
>
> Nicht nur das Gewicht, sondern auch der Bauchumfang bestimmt das Risiko für Herz-Kreislauf-Erkrankungen.

Die Messung des Bauchumfangs erfolgt oberhalb des Dammbeins. Das ist der Knochen, den Sie seitlich unter dem Weichteilgewebe kurz unter dem Rippenbogen tasten. Das Messband verläuft waagerecht, also parallel zum Boden. Die Messung wird am Ende der Ausatmung bei entspanntem Bauch (nicht den Bauch dabei einziehen!) durchgeführt, ohne den Bauch mit dem Messband einzuengen.

AUFGABE 2

Messen Sie Ihren Bauchumfang!

Er beträgt: ______________ cm.

Die Messung des Bauchumfangs erfolgt oberhalb des Dammbeins, am Ende der Ausatmung bei entspanntem Bauch. Das Dammbein ist der große Knochen seitlich an der Hüfte, der gut zu tasten ist.

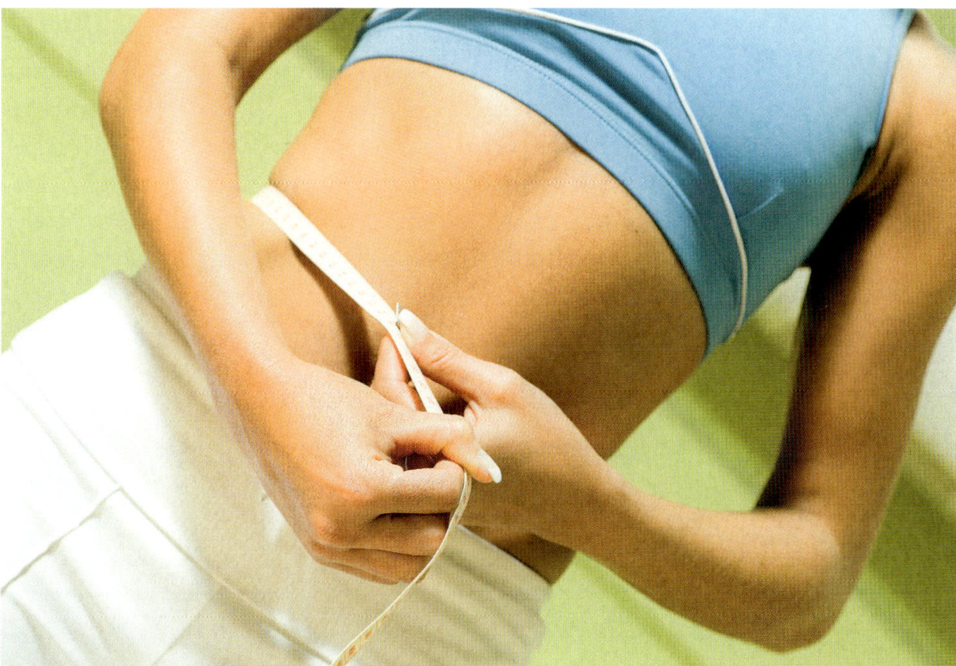

!

Wer Kenntnisse über die Ernährung erwirbt, kann abnehmen, ohne zu verzichten.

Falls Sie beabsichtigen abzunehmen, was zur Blutdrucksenkung bei erhöhtem BMI, in jedem Fall aber bei einem Bauchumfang oberhalb der beschriebenen Grenzwerte empfohlen wird, nehmen Sie den jetzt gemessenen Wert als Ausgangswert.

Abnehmen ohne Jo-Jo-Effekt

Mehr als 300 Diäten versprechen eine schnelle Gewichtabnahme, ohne zu hungern. Wie Sie vielleicht am eigenen Leib erfahren oder im Bekanntenkreis gesehen haben, sind jedoch die mühsam abgenommenen Kilos zumeist rasch wieder zugelegt. Der Grund liegt darin, dass nach den meisten Diäten die falschen Essgewohnheiten, die man sich über Jahrzehnte angewöhnt hat, wieder aufgenommen werden, und es daher nur eine Frage der Zeit ist, bis man das alte Gewicht wieder erreicht hat.

Außerdem stellt sich der Stoffwechsel bei stark kalorienreduzierten Diäten auf das geringere Kalorienangebot ein und verwertet das Nahrungsangebot besser. Das war in früheren Zeiten, in denen sich der menschliche Organismus über Jahrtausende entwickelt hat, sinnvoll, da so Notzeiten besser überstanden werden konnten. Bei Nahrungsknappheit wurde der Stoffwechsel entsprechend auf „Sparflamme" gestellt und, sobald wieder mehr Nahrung vorhanden war, speicherte der Organismus diese vermehrt in Form von Körperfett.

Entsprechend reagiert unser Körper noch heute, sodass der Organismus nach einer Diät das höhere Kalorienangebot noch intensiver nutzt und auf diese Weise nicht selten sogar mehr zugelegt wird, als man abgenommen hat. Dies ist der bekannte Jo-Jo-Effekt, da das Gewicht wie ein Jo-Jo unter der Diät abfällt und anschließend erneut hochschnellt.

Viel erfolgversprechender als extreme Diäten ist eine vernünftige Ernährungsumstellung, bei der eine nicht zu schnelle Gewichtsabnahme von etwa 500 Gramm wöchentlich angestrebt wird. Die Kalorienzahl wird dabei auf etwa 1200 Kilokalorien, bei körperlicher Arbeit auf ca. 1500 Kilokalorien reduziert. Da Männer einen höheren Grundumsatz haben, ist für die meisten Frauen eine Kalorienmenge von etwa 1200 Kilokalorien, bei Männern zumeist von 1500 Kalorien anzusetzen, natürlich unter Berücksichtigung der täglich verrichteten Arbeiten. Falls damit kein ausreichender Gewichtsrückgang zu erzielen ist, kann die Kalorienmenge um weitere 200 Kilokalorien reduziert werden. Eine Reduktion der Kalorienzufuhr um 500 bis 1000 Kilokalorien täglich lässt einen Gewichtsrückgang um 0,5 bis ein Kilogramm pro Woche erwarten. Nach Erreichen des Zielgewichtes werden bei normaler Kalorienzufuhr die erlernten Prinzipien einer gesunden

Zusammen mit dem Partner oder Freunden macht Sport noch einmal so viel Spaß.

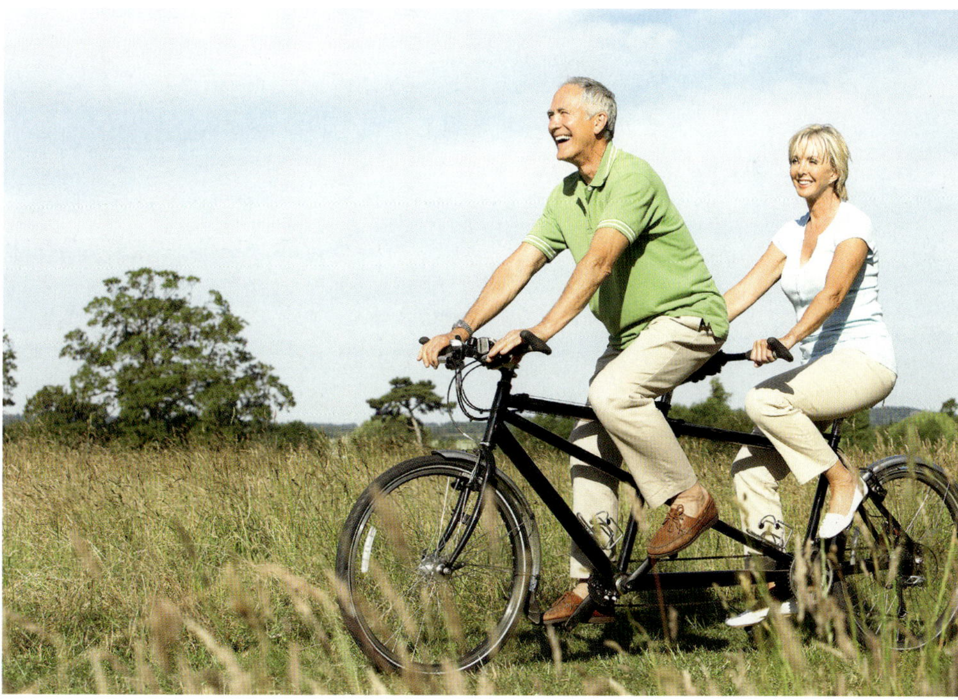

!

Anstelle einer Diät ist eine vernünftige Umstellung der Ernährung langfristig erfolgversprechender.

Ernährung beibehalten, um das Gewicht zu halten. Wenn es gelingt, damit über ein halbes Jahr das erreichte Gewicht zu stabilisieren, stehen die Chancen gut, dieses Gewicht auf Dauer zu halten.

Unterstützt wird das Abnehmen durch regelmäßige körperliche Betätigung. Allerdings ist ein Abnehmen nur durch sportliche Aktivität ohne Änderung der Ernährungsgewohnheiten kaum zu bewerkstelligen. Die Steigerung der körperlichen Aktivität hilft nicht nur, direkt Kalorien zu verbrennen und den Blutdruck zu senken, sondern kräftigt ebenfalls die Muskulatur, wodurch es leichter fällt, Gewicht zu verlieren bzw. das erreichte Gewicht zu halten. Die folgende Tabelle zeigt, wie viele Kalorien mit den verschiedenen Bewegungs- und Sportarten verbraucht werden können.

SPORTART	ENERGIEVERBRAUCH (pro Stunde in kcal)
Walking	300–400
Jogging mit 9–10 km/h	700–750
Radfahren 15 km/h	400
Radfahren 20 km/h	650
Schwimmen	350
Gehen	100
Wandern	300

Sie müssen generell keine Kalorien zählen, jedenfalls nicht regelmäßig. Es kann jedoch am Anfang hilfreich sein, sich anhand einer Kalorientabelle einen Überblick über den Kaloriengehalt der Nahrungsmittel zu verschaffen, die Sie regelmäßig verzehren, und Alternativen für stark Kalorienhaltiges zu suchen. Auf Dauer kommen Sie nach erfolgreicher Umstellung Ihrer Ernährung ohne Kalorienzählen aus.

AUFGABE 3

Wiegen Sie sich in der Abnahmezeit und wenigstens in den darauf folgenden drei Monaten am besten täglich. Es gibt Hinweise darauf, dass Personen, die sich täglich wiegen, wahrscheinlich durch die Rückmeldung und den zusätzlichen Ansporn, den sie dadurch erhalten, besser abnehmen als beim weniger häufigen Wiegen.

Nach der Abnahmephase können Sie auf ein- bis zweimaliges Wiegen pro Woche übergehen. Am besten wiegen Sie sich morgens sofort nach dem Aufstehen und vor dem Anziehen. Kopieren Sie bitte die Tabelle in ausreichender Anzahl für die gesamte Zeit, die Sie für dieses Kapitel benötigen. Tragen Sie Ihr Gewicht in die folgende Tabelle ein, um Ihre Erfolge zu dokumentieren.

Datum							
Gewicht							
Datum							
Gewicht							
Datum							
Gewicht							
Datum							
Gewicht							
Datum							
Gewicht							
Datum							
Gewicht							
Datum							
Gewicht							
Datum							
Gewicht							

Eine gute Hilfe beim Abnehmen ist ein Ernährungstagebuch, in das Sie alle Ihre Mahlzeiten eintragen, die Sie an einem Tag zu sich nehmen. Damit festigen Sie Ihre neuen Essgewohnheiten und können erkennen, wo noch Verbesserungsmöglichkeiten sind. Das Ernährungstagebuch sollte aber nicht Ihr Dauerbegleiter werden, sondern für eine Zeit von zwei Wochen geführt werden.

AUFGABE 4

Legen Sie sich ein Ernährungstagebuch an und notieren Sie in den kommenden zwei Wochen das, was Sie täglich zu sich nehmen. Hierzu können Sie beispielsweise ein DIN A5-Ringbuch verwenden, in dem Sie für jeden Tag eine Seite benutzen.
Die Aufzeichnungen könnten so aussehen:

Sonntag, den 12.07.2010
Frühstück:
1 Brötchen mit Margarine und Marmelade, 1 Glas Orangensaft
1 Tasse Kaffee mit Milch
1. Zwischenmahlzeit:
1 Banane, 1 Glas fettarme Milch
Mittagessen:
ca. 150 g Seelachsfilet, dazu gedünstete Kartoffeln und
eine leichte Tomatensoße
1 Schale gemischter Salat
2. Zwischenmahlzeit:
1 Apfel, 1 Banane
Abendessen:
1 Scheibe Vollkornbrot mit pflanzlichem Aufstrich
1 Scheibe Vollkornbrot mit Kräuterquark
Getränke über den Tag verteilt:
1,8 l Mineralwasser
1 Glas fettarme Milch
2 Tassen Kaffee mit Milch
1 Glas Orangensaft

Sind Medikamente zum Abnehmen zu empfehlen?

Eine medikamentöse Unterstützung der Gewichtsabnahme mittels neuerer gewichtssenkender Medikamente hört sich zunächst verlockend an, wird aber ohne eine dauerhafte Änderung der Ernährungsgewohnheiten nicht zu einem bleibenden Erfolg führen. Medikamente sollten daher zur Gewichtssenkung, falls sie ausnahmsweise in bestimmten Fällen eingesetzt werden, in ein Gesamtkonzept mit einer Ernährungsumstellung und körperlicher Aktivität eingebettet sein. Der typischerweise erzielte Gewichtsverlust liegt bei zwei bis zehn Kilogramm, ist allerdings von Patient zu Patient sehr verschieden.

Medikamente zum Abnehmen ersetzen langfristig nicht eine Umstellung der Ernährungsgewohnheiten.

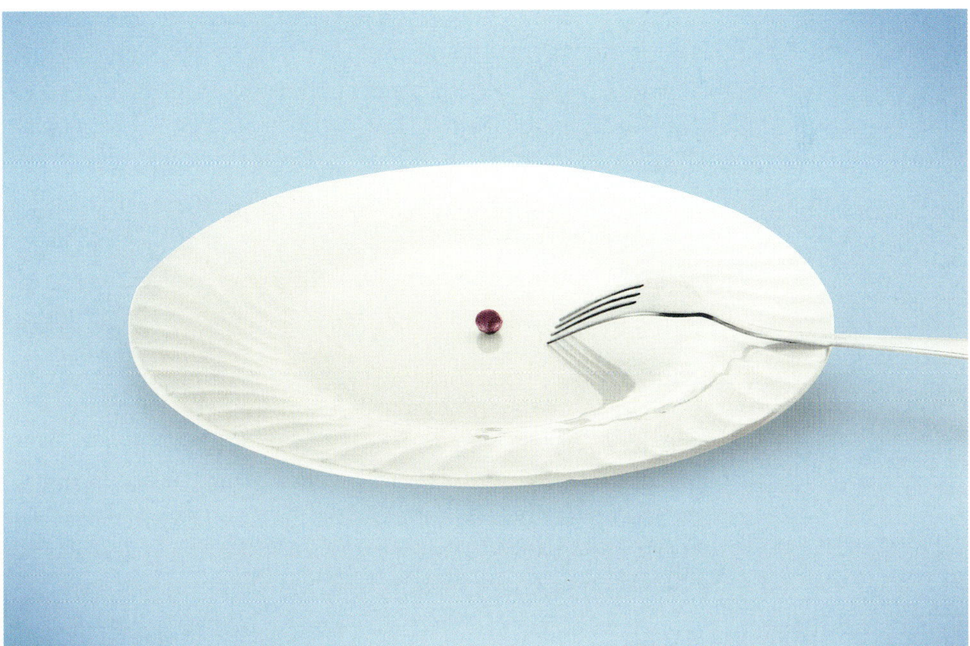

Das Mittel Sibutramin (Reductil®) wirkt als Appetithemmer, indem es im Gehirn die Wiederaufnahme bestimmter Botenstoffe (Serotonin, Noradrenalin, Dopamin) hemmt. Es wird wegen seiner möglichen Blutdruckerhöhung bei Bluthochdruckpatienten sehr zurückhaltend eingesetzt.

Orlistat (Xenical®) hemmt die Fettaufnahme im Darm. Aufgrund möglicher Nebenwirkungen ist der Einsatz sicherlich gut abzuwägen. Eingesetzt wird es bei deutlichem Übergewicht (in der Regel bei einem BMI über 30), wenn sonstige Maßnahmen nicht zum Ziel geführt haben.

Insgesamt sollte bei den allermeisten übergewichtigen Personen eine Ernährungsumstellung zusammen mit einer Erhöhung der körperlichen Aktivität zu einer stetigen und gesunden Gewichtsabnahme führen. Medikamente haben ihren Platz in bestimmten medizinisch begründeten Fällen, sind aber sicherlich aus den erwähnten Gründen keine Routinemaßnahme, die man leichtfertig ergreift. Dasselbe gilt übrigens auch für chirurgische Maßnahmen zur Gewichtssenkung. In speziellen Fällen muss zusammen mit dem Arzt über diese und weitere Optionen beraten werden.

Letztlich liegt in der konsequenten Fortführung der Ernährungsumstellung mit Reduktion der Kalorienmenge und des Bewegungsprogramms der Schlüssel zu einem stetigen, gesunden und auch dauerhaften Abnehmen.

Nicht nur das starke Abnehmen bis auf Normalgewicht zählt, sondern jedes einzelne Kilogramm, das Sie abnehmen, trägt zur Blutdrucksenkung bei. Mit den genannten Ernährungsgrundsätzen (siehe Seite 78ff.) und der Steigerung Ihrer körperlichen Aktivität (siehe Seite 51ff.) haben Sie das Rüstzeug, um stetig und dauerhaft abzunehmen.

7. WOCHE

> **!**
> Fette allgemein zu verteufeln hat sich als falsch erwiesen und ist nicht mehr zeitgemäß. Auf die richtige Fettwahl kommt es an.

Fette in der blutdruckgerechten Ernährung

Gerade Personen mit Bluthochdruck oder grenzwertigem Blutdruck müssen ein besonderes Augenmerk auf die Blutfette, besonders das Cholesterin, richten. Denn der Bluthochdruck steigert zusammen mit einer Cholesterinerhöhung das Risiko einer Herz-Kreislauf-Erkrankung erheblich. Auch wenn das Thema „Fett" bereits teilweise im Kapitel „Die Ernährungsumstellung" (siehe Seite 81) angesprochen wurde, wird diesem Thema ein gesondertes Kapitel gewidmet. Denn es ist sowohl für die Ernährungsumstellung als auch im Hinblick auf das Gesundheitsrisiko extrem wichtig.

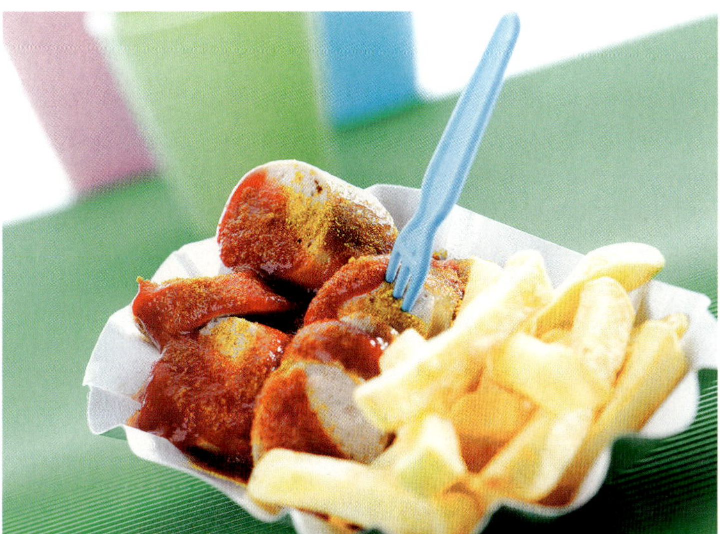

Fast-Food-Produkte enthalten oft Trans-Fettsäuren, die schädlichsten aller Fettsorten.

Unsere Kalorienzufuhr beziehen wir, wie Sie ja bereits wissen, vor allem aus drei Bestandteilen unserer Nahrung. Diese sind Fette, Kohlenhydrate und Eiweiß. Am meisten Kalorien sind im Fett enthalten, und das überschüssige Fett wird als Körperfett gespeichert. Auch überschüssige Kalorien aus anderen Nährstoffen, wie Kohlenhydraten, werden als Körperfett gespeichert. Fett beinhaltet mit ca. neun Kilokalorien pro Gramm mehr als die doppelte Kalorienmenge im Vergleich zu Kohlenhydraten und Eiweiß. Daher ist zum Abnehmen und zur Erhaltung des Gewichtes auf eine Begrenzung der Fettzufuhr besonders zu achten.

Eine gewisse Fettmenge ist für eine ausgeglichene Ernährung zwar unabdingbar, da bestimmte Fettsäuren von unserem Organismus nicht produziert werden können und daher mit der Nahrung aufgenommen werden müssen. Allerdings wird in unserer Gesellschaft viel mehr Fett aufgenommen, als notwendig und gesund ist. Die Folgen sind Übergewicht, Bluthochdruck und erhöhte Blutfette mit allen verheerenden Folgen.

!

Wichtiger Ernährungsgrundsatz: den Fettkonsum von 50 % auf 30 % senken!

Der Fettanteil an unserer Gesamtenergiezufuhr liegt üblicherweise mit 40 bis 50 Prozent in einem zu hohen Bereich. Empfohlen wird ein Fettkonsum von 30 Prozent der Energiemenge. Indem Sie die Fettzufuhr auf die empfohlenen 30 Prozent der Energiemenge reduzieren, leisten Sie einen wichtigen Beitrag zum Abnehmen (falls bei Ihnen erforderlich), zur Blutdrucknormalisierung und senken darüber hinaus Ihr Risikoprofil, da auch die Cholesterin- und Triglyzeridwerte im Blut besser werden.

Gutes und schädliches Cholesterin

Der Cholesterinspiegel, d. h. die Menge an Cholesterin im Blut, stellt einen der wichtigsten Risikofaktoren für Herz- und Kreislauferkrankungen dar. Das Gesamtcholesterin setzt sich nicht nur aus einem schädlichen Anteil, dem sogenannten LDL-Cholesterin zusammen, sondern auch aus einem günstigen Anteil, dem HDL-Cholesterin. Während ein hoher LDL-Wert Ihr Risiko für Herz-Kreislauf-Erkrankungen erhöht, senkt ein hoher HDL-Cholesterinwert dieses Risiko. Bildlich gesprochen hat das HDL-Cholesterin die Funktion eines Baggers, der schädliche Cholesterinpartikel entfernt.

Hat jemand nun einen Gesamtcholesterinwert von 220 mg/dl, könnte diese Person einen hohen LDL-Wert von 190 mg/dl bei einem niedrigen HDL-Wert von 30 mg/dl aufzeigen. Diese Person wäre sicherlich deutlich gefährdet. Bei demselben Gesamtcholesterinwert von 220 mg/dl könnte eine andere Person aber einen LDL-Wert von 125 mg/dl bei einem sehr günstigen HDL-Wert von 95 mg/dl aufweisen. Diese Person hätte ein recht günstiges Cholesterinprofil. Sie sehen, dass der Gesamtcholesterinwert allein nur wenig über das individuelle Risiko aussagt.

Genauer als das Gesamtcholesterin im Blut ist die getrennte Bestimmung des „schädlichen" LDL- und des „guten" HDL-Cholesterins. Nur das LDL-Cholesterin schädigt die Blutgefäße und erhöht das Risiko, insbesondere einen Herzinfarkt oder einen Schlaganfall zu erleiden, während das HDL einen schützenden

!

Das Gesamtcholesterin im Blut allein sagt nicht viel aus. Entscheidend sind das schlechte LDL- und das gute HDL-Cholesterin.

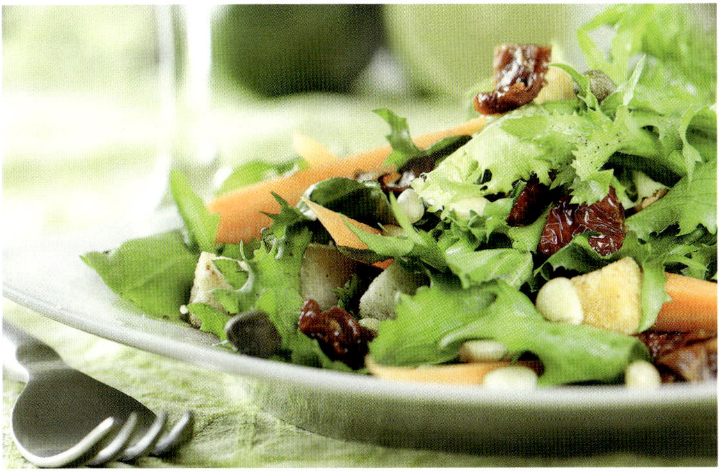

Durch Reduzierung der Zufuhr an schädlichen Fettsorten leisten Sie einen wichtigen Beitrag zum Abnehmen, zur Blutdrucknormalisierung und senken darüber hinaus Ihr Risikoprofil, da auch die Cholesterin- und Triglyzeridwerte im Blut besser werden.

Effekt ausübt. Um das Risiko richtig einzuschätzen, sollten wir uns also nicht in erster Linie nach dem Gesamtcholesterin, sondern nach dem LDL- und HDL-Cholesterin richten. Das LDL-Cholesterin wird von bestimmten Körperzellen (Makrophagen) aufgenommen, welche allerdings nicht das LDL auflösen können. Es entwickeln sich daraus sogenannte Schaumzellen, die sich in der Gefäßwand ablagern und gefährliche Plaques an den Blutgefäßen bilden. Dies ist, vereinfacht ausgedrückt, einer der Ausgangspunkte für die tückische Arteriosklerose, die Herzinfarkte, Schlaganfälle und weitere Herz-Kreislauf-Krankheiten verursacht.

Herzkatheteraufnahmen vor und nach der Behandlung einer arteriosklerotisch erkrankten Herzkranzarterie.

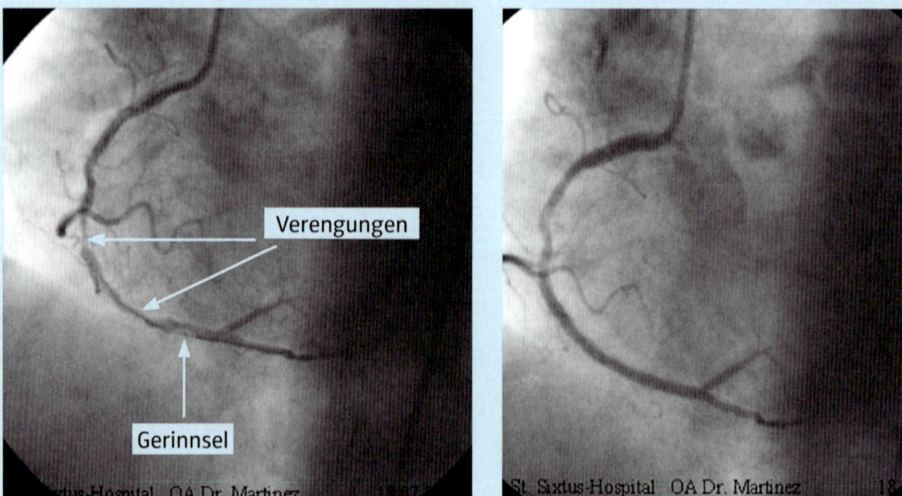

Das linke Bild zeigt eine Herzkatheteraufnahme einer bluthochdruckbedingten arteriosklerotisch erkrankten rechten Herzkranzarterie. Neben einem unbehandelten Bluthochdruck stellt die Erhöhung des LDL-Cholesterins im Blut einen der Hauptrisikofaktoren dar.

Rechts sieht man die gleiche Arterie nach Behandlung mit Einsetzen von Metallstützen, sogenannten Stents.

Triglyzeride

Triglyzeride sind weitere wichtige Blutfette. Sie erhöhen ebenfalls das Risiko für Herz-Kreislauf-Erkrankungen, wenn auch nicht im gleichen Umfang wie das LDL-Cholesterin, wie in der bedeutsamen PROCAM-Studie nachgewiesen werden konnte. Auch dieser Risikofaktor sinkt unter den hier beschriebenen Maßnahmen, insbesondere mittels der Ernährungsumstellung, durch eine eventuelle Gewichtsreduktion – falls notwendig – und durch körperliche Aktivität.

!

Das Cholesterin in der Nahrung erhöht den Cholesterin-Spiegel im Blut weit weniger als die ungesättigten (oft tierischen) Fette und die Trans-Fettsäuren (z. B. aus Fast-Food).

Wie hoch darf der Cholesterinwert liegen?

Es gibt beim Cholesterin keine Obergrenze, die für alle Personen gleichermaßen gilt. Wie hoch der LDL-Cholesterinwert letztendlich sein darf, hängt noch von weiteren Risikofaktoren ab:

- Rauchen,
- HDL unter 40 mg/dl,
- Männer über 45 Jahre, Frauen über 55 Jahre,
- familiäre Veranlagung, d. h., hatte ein Verwandter 1. Grades eine Erkrankung der Herzkranzgefäße (z. B. Herzinfarkt), und zwar ein männlicher Verwandter vor dem 55. oder weibliche Verwandte vor dem 65. Lebensjahr?

Je nach Anzahl der bestehenden Risikofaktoren werden drei Gefährdungsgruppen unterschieden.

Risikogruppen

I. Personen mit maximal einem der genannten Risikofaktoren
II. Personen mit mehr als einem Risikofaktor
III. Personen mit einer Erkrankung der Herzkranzgefäße oder zusätzlicher Zuckerkrankheit (Diabetes mellitus)

Da Sie ja ein Risiko, nämlich den Bluthochdruck, aufweisen, zählen Sie, falls einer oder mehr dieser Risikofaktoren auf Sie zutrifft, zur zweiten Risikogruppe.

Neben diesen gut untersuchten und gesicherten Risikofaktoren existieren einige weitere, die teilweise noch wissenschaftlich untersucht werden oder für die bislang keine etablierte Therapie existiert. Daher werden diese Risikofaktoren hier nur kurz erwähnt: Lipoprotein a, Homocystein, Fibrinogen, hochsensitives CRP.

!

Vieles, was den Blutdruck senkt, verbessert gleichzeitig Cholesterin und Blutfette im Blut.

Um den Cholesterinspiegel und teilweise auch um die weiteren Risikofaktoren ranken sich viele Gerüchte, die Betroffene häufig verunsichern. Gerade in diesem wichtigen Bereich empfehle ich sehr, sich an die gesicherten Daten und Empfehlungen zu halten, da hiervon wertvolle Lebensjahre abhängen. Mit einer Ernährungsumstellung und den weiteren empfohlenen Maßnahmen kann der Cholesterinspiegel deutlich verbessert werden. In Fällen, in denen eine weitere Cholesterinsenkung notwendig ist, sei es, weil der Cholesterinspiegel aufgrund der genetischen Veranlagung noch zu hoch ist und/oder ein sehr niedriger LDL-Cholesterinwert nach einem Herzinfarkt oder anderen Kreislauferkrankungen angestrebt werden muss, ist die zusätzliche Einnahme cholesterinsenkender Medikamente erforderlich.

AUFGABE 1

Wie viele der auf Seite 121 genannten vier Risikofaktoren weisen Sie zusätzlich zum Bluthochdruck auf?

____

Zu welcher der drei Risikogruppen gehören Sie?

____

Wann muss ein erhöhtes Cholesterin behandelt werden?

!

Pflanzliche Öle (Olivenöl, Rapsöl etc.) und Omega-3-Fettsäuren aus Kaltwasserfischen senken den Cholesterinspiegel.

Risikogruppe I

Ein LDL-Wert bis 160 mg/dl ist noch zu tolerieren. Oberhalb sollten zunächst diätetische Maßnahmen versucht werden. Über 190 mg/dl ist eine medikamentöse Senkung mit dem behandelnden Arzt zu überlegen.

Risikogruppe II

Ihr LDL-Wert sollte unter 130 mg/dl liegen. Spätestens bei Werten über 160 mg/dl ist eine medikamentöse Senkung mit Ihrem behandelnden Arzt zu überlegen, falls Ernährungsmaßnahmen allein nicht zum gewünschten Erfolg führen.

Risikogruppe III

Aufgrund der Risikohäufung sind LDL-Werte unter 100 mg/dl anzustreben und bei höheren Werten mit dem behandelnden Arzt eine medikamentöse Senkung zu erwägen, falls diätetische Maßnahmen nicht die gewünschte Wirkung hatten.

Auch wenn Ihr LDL-Cholesterin unter diesen empfohlenen Bereichen liegt und somit keine spezielle (medikamentöse) Behandlung des Cholesterins notwendig ist, nützt Ihnen selbstverständlich eine weitere Senkung des LDL-Cholesterins, die nach einer Ernährungsumstellung zu erwarten ist. Im Klartext bedeutet dies, dass Sie auch dann von einer LDL-Cholesterin-Senkung von beispielsweise 150 auf 120 mg/dl profitieren, wenn eine medikamentöse Behandlung noch nicht notwendig ist.

Je nach Gefährdungsgruppe sind die tolerablen LDL-Werte unterschiedlich. Der LDL sollte umso niedriger liegen, je mehr Risikofaktoren vorliegen.

Die verschiedenen Fettarten

Die Fette in unseren Nahrungsmitteln sind nicht alle gleich und haben höchst unterschiedliche Wirkungen auf unseren Organismus. Etwas vereinfacht erklärt, gibt es drei Arten von Fettsäuren: gesättigte, einfach ungesättigte und mehrfach ungesättigte Fettsäuren.

!

Ungesättigte Fette (Olivenöl, Fischöle etc.) schützen, gesättigte Fette (viele tierische Lebensmittel) im Übermaß schaden.

Die einfach gesättigten Fettsäuren unterstützen die Senkung des krankmachenden LDL-Cholesterins im Blut. Sie sind in Olivenöl und Rapsöl besonders vertreten.

Mehrfach ungesättigte Fettsäuren sind beispielsweise in Sonnenblumenöl, Distelöl und in verschiedenen Fischölen enthalten und tragen ebenso zur LDL-Cholesterinsenkung bei.

Gesättigte Fette dagegen erhöhen den krankmachenden LDL-Wert im Blut, da sie den LDL-Abbau stören. Gerade diese ungesunden Fette aber werden in unserer Gesellschaft in zu hohen Mengen aufgenommen. Sie sind in Lebensmitteln tierischen Ursprungs (aber nicht nur) besonders hoch vertreten. Auch in gehärteten Pflanzenfetten, z. B. einigen Brat- und Streichfetten, befinden sich höhere Mengen gesättigter Fettsäuren, sodass wenn möglich ungehärtete Pflanzenfette zu bevorzugen sind.

Der schädliche LDL-Cholesterinspiegel wird nicht nur durch den Verzehr von Cholesterin in der Nahrung gesteigert, sondern auch durch die Aufnahme gesättigter (meist tierischer) Fette. Um also den Cholesterinspiegel im Blut zu senken, muss nicht nur die Cholesterinmenge in der Nahrung verringert werden, sondern auch die Menge an gesättigten Fetten. Es wird empfohlen, den Anteil an gesättigten Fettsäuren auf maximal ein Drittel des gesamten Fettverbrauchs zu senken, von den einfach ungesättigten Fettsäuren etwas mehr als ein Drittel und von den mehrfach ungesättigten Fettsäuren knapp ein Drittel zu verbrauchen.

Es wird damit den einfachen ungesättigten Fettsäuren, z. B. in Oliven- und Rapsöl enthalten, ein gewisser Vorzug vor den mehr-

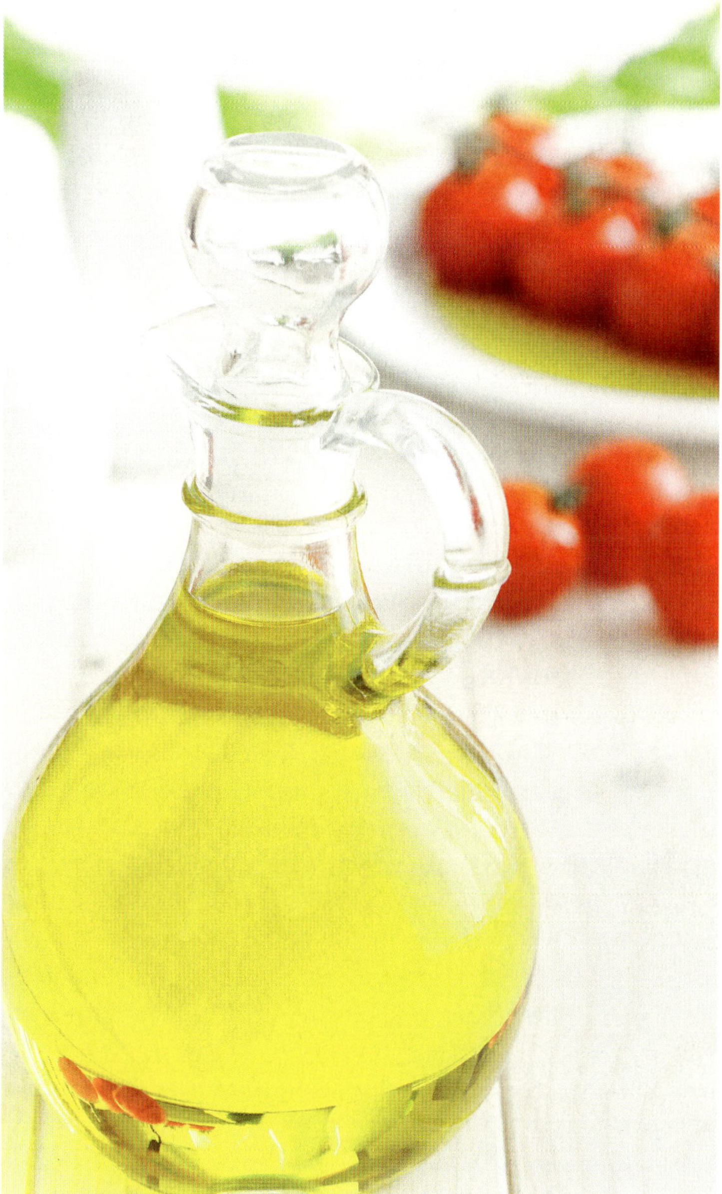

Olivenöl und Rapsöl enthalten einfach ungesättigte Fettsäuren, die das schädliche LDL-Cholesterin senken und damit das Herz schützen.

fach ungesättigten Fettsäuren gegeben, da sie günstigere Auswirkungen auf den Cholesterinspiegel haben und weniger oxidationsempfindlich sind.

Den sogenannten Omega-3-Fettsäuren, die zu den mehrfach ungesättigten Fettsäuren gehören, werden besonders günstige vorbeugende Wirkungen zugesprochen, u. a. weil sie den schädlichen LDL-Cholesterinspiegel senken. Sie sind in bestimmten fetten Fischarten (Hering, Lachs, Thunfisch, Makrelen, Sardinen) sowie in Keimölen enthalten. Diese Nahrungsmittel helfen, die Blutfette zu regulieren und sind sehr zu empfehlen. Den aktuell vorliegenden Studiendaten zufolge senken Omega-3-Fettsäuren die Rate an Herzinfarkten und anderen schweren Herz-Kreislauf-Erkrankungen um etwa ein Viertel.

!

Omega-3-Fettsäuren aus Fischölen (Hering, Lachs, Thunfisch, Makrelen, Sardinen) regulieren die Blutfette.

Trans-Fettsäuren

Trans-Fettsäuren unterscheiden sich chemisch nur minimal von den „normalen“ Cis-Fettsäuren. Dieser Unterschied ist allerdings für die Ernährung von großer Bedeutung, da die Trans-Fettsäuren den schädlichen LDL-Cholesterinspiegel im Blut erhöhen.

Trans-Fettsäuren sind in Margarinesorten vorhanden, die gehärtete Fette enthalten und können dabei bis zu 25 Prozent der Fette ausmachen. Selbst einige als „Diätmargarinen“ angepriesene Sorten beinhalten diese schädlichen Fette. Deshalb sollte bei Margarine auf Sorten ohne gehärtete Fette geachtet werden. Gehärtete Fette in den Margarinen sind leicht zu erkennen, da sie in den Packungen deklariert werden.

Mit gehärteten Fetten hergestellte Produkte wie Pommesfrites, Chips, aber auch Fertigsoßen weisen häufig einen hohen Anteil an Trans-Fettsäuren auf. Gerade Fast-Food-Produkte, bei denen gehärtete Pflanzenfette Verwendung finden, weisen hohe Mengen dieser schädlichen Fette auf. Dies hat die örtlichen Gesundheitsbehörden in New York City veranlasst, Trans-Fettsäuren in Restaurants zu verbieten.

!

Meiden Sie „Trans-Fettsäuren“, die oft in Fast-Food-Produkten enthalten sind!

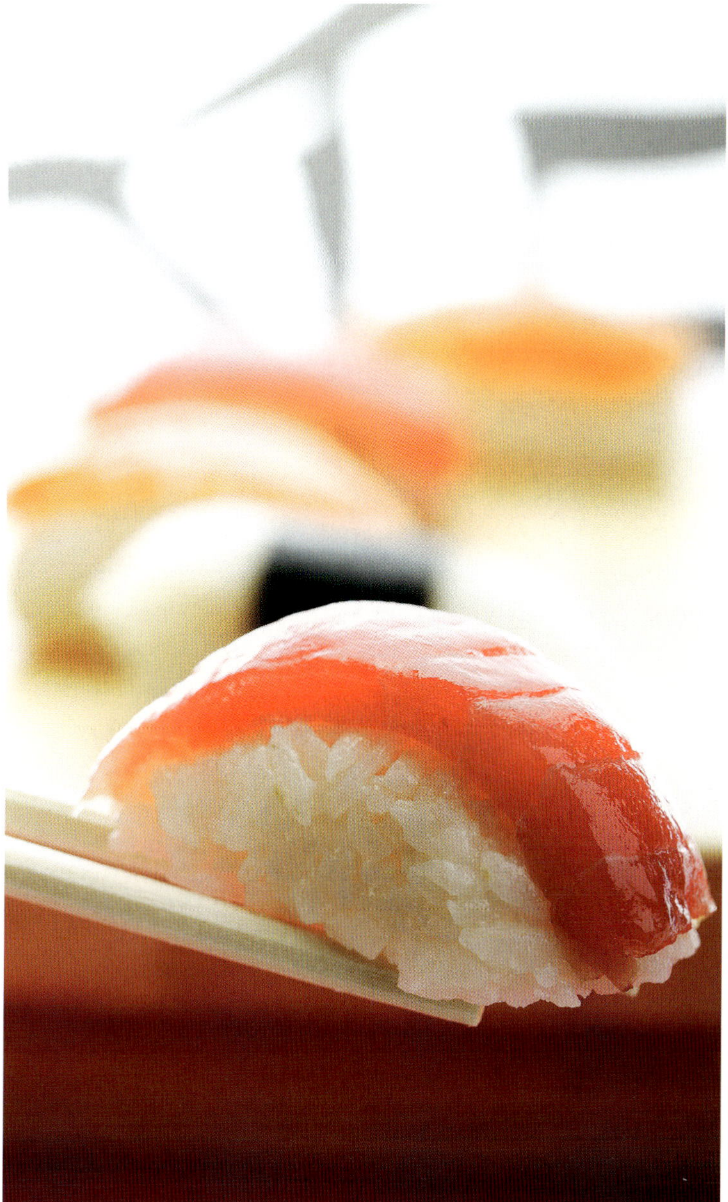

Lachs und Thunfisch können auf vielerlei Weise zubereitet werden. In der japanischen Küche werden sie auch roh verzehrt.

Wenn Sie also beim Einkauf darauf achten, Margarinesorten ohne gehärtete Fettsäuren einzukaufen und zudem Fast-Food-Produkte vermeiden, sind Sie auf der sicheren Seite.

AUFGABE 2

Nehmen Sie sich bitte sieben Tage für die nächsten drei Punkte, um sie sicher zu Ihren Ernährungsgewohnheiten werden zu lassen. Kreuzen Sie bitte für jeden Tag unten an, wenn Sie die drei Regeln bei Ihrer Ernährungsplanung berücksichtigt haben.
Wenn nicht, nehmen Sie sich besonders diesen Punkt für die nächsten Tage vor.

Zwei Punkte beziehen sich auf die Essensplanung für eine Woche. Dennoch sollten diese Grundsätze in der täglichen Essensplanung Berücksichtigung finden. Während dieser Zeit können Sie auch schon das nächste Kapitel über Blutdruckmedikamente durcharbeiten. Zum übernächsten Kapitel sollten Sie bitte erst nach Ablauf einer Woche übergehen.

1. Reduzieren Sie den Verbrauch an tierischen Fetten, wo immer möglich. Achten Sie auf mageres Fleisch und reduzieren Sie den Fleischkonsum auf zwei bis maximal drei Fleischmahlzeiten pro Woche.
2. Benutzen Sie gesunde pflanzliche Fette wie Oliven- oder Rapsöl. Achten Sie bei pflanzlichen Margarinen darauf, dass keine gehärteten Fette (Trans-Fettsäuren) enthalten sind.
3. Essen Sie eine bis zwei Fischmahlzeiten pro Woche. In fetten Kaltwasserfischen, wie Lachs, Hering, Thunfisch, Makrele, sind gesunde Omega-3-Fettsäuren enthalten. Zudem wird die Jodzufuhr auf diese Weise verbessert.

Die drei Regeln wurden berücksichtigt:

PKT.	TAG 1		TAG 2		TAG 3		TAG 4		TAG 5		TAG 6		TAG 7	
1	ja	nein	ja	nein	ja	nein	ja	nein	ja	nein	ja	nein	ja	nein
2	ja	nein	ja	nein	ja	nein	ja	nein	ja	nein	ja	nein	ja	nein
3	ja	nein	ja	nein	ja	nein	ja	nein	ja	nein	ja	nein	ja	nein

Medikamente gegen Bluthochdruck

Mit diesem Kapitel können Sie sich schon beschäftigen, während Sie noch am vorigen Kapitel arbeiten.

In Fällen, in denen nicht-medikamentöse Maßnahmen, wie Ernährungsumstellung und mehr Bewegung, nicht ausreichen, um den Blutdruck zu normalisieren, kommen blutdrucksenkende Medikamente zum Einsatz. Grundkenntnisse über die Medikamente, die dabei zum Einsatz kommen, helfen Ihnen, besser mit Ihrer Erkrankung und der Medikation zurechtzukommen und Verunsicherungen aus dem Weg zu räumen.

Falls ein Bluthochdruck bei Ihnen neu festgestellt wurde, wird der behandelnde Arzt abwägen, ob nicht erst einmal nicht-medikamentöse Maßnahmen zur Blutdrucksenkung ausreichen oder ob sofort Medikamente notwendig sind. Bei deutlich erhöhten Blutdruckwerten wird eine medikamentöse Behandlung in der Regel sofort begonnen. Bei mäßig erhöhten Blutdruckwerten hingegen, und wenn keine maßgeblichen Risikofaktoren bestehen, versucht man meistens zunächst, den Blutdruck über die Ernährung, evtl. Gewichtsabnahme, mehr Bewegung etc. in den Griff zu bekommen.

Dabei sollten Sie mit dem behandelnden Arzt einen Zeitpunkt festlegen, an dem entschieden wird, ob diese nicht-medikamentösen Schritte allein ausreichen oder noch zusätzlich eine Medikation notwendig ist. Dieser Zeitpunkt wird in der Regel nach drei bis sechs Monaten sein. Werden die in diesem Buch beschriebenen Anweisungen konsequent umgesetzt, ist eine deutliche Blutdrucksenkung zu erwarten. Selbst wenn zusätzlich Medikamente eingenommen werden müssen, wird die Menge und Dosis daher niedriger sein, als wenn Sie die geschilderten Maßnahmen

!

Wenn trotz intensiver nicht-medikamentöser Maßnahmen der Blutdruck noch zu hoch bleibt, sind Medikamente unabdingbar.

nicht durchgeführt hätten. In jedem Fall profitieren Sie erheblich davon, die empfohlenen Schritte konsequent zu befolgen.

!

Der Arzt veranlasst die kontrollierte Medikamentenverringerung.

Die medikamentöse Blutdruckbehandlung ist in aller Regel lebenslang notwendig, außer es gelingt mittels nicht-medikamentöser Maßnahmen, eine ausreichende Blutdrucksenkung zu erzielen, die ein Absetzen der Medikamente ermöglicht. Diesen Schritt dürfen Sie bitte nur nach ärztlicher Empfehlung durchführen, um einen unkontrollierten Blutdruckanstieg nach Absetzen der Medikation zu vermeiden. Die Blutdruckmedikamente wird Ihr Arzt, falls die Werte es erlauben, langsam und unter häufigen Blutdruckkontrollen ausschleichen.

In jedem Fall ist eine weitgehende Normalisierung des Blutdrucks anzustreben, um die schwerwiegenden Folgeerkrankungen (Herzinfarkt, Schlaganfall etc.) zu vermeiden.

Manche Betroffene haben Schwierigkeiten damit, regelmäßig Medikamente einzunehmen. Teilweise befürchten sie mögliche Nebenwirkungen. Wenn man allerdings das geringe Risiko be-

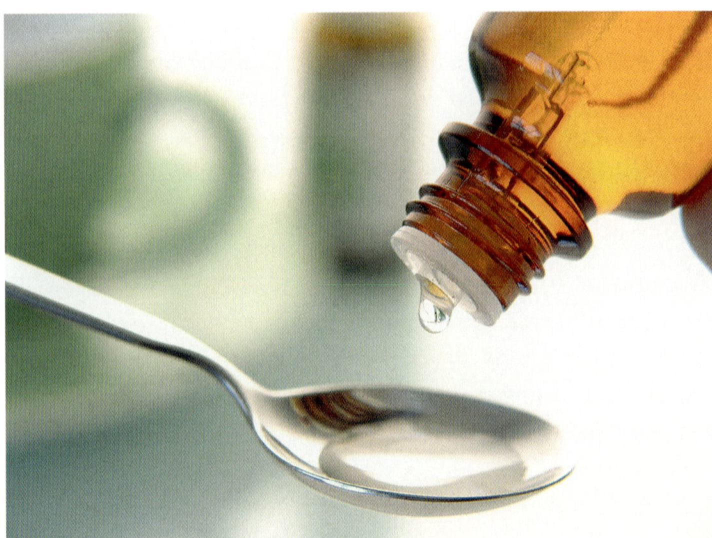

Abhängig von der Ausprägung des Bluthochdrucks entscheidet der Arzt, wann und mit welchen Medikamenten eine Bluthochdruckbehandlung begonnen wird.

deutender Nebenwirkungen mit dem hohen Risiko schwerer Folgeerkrankungen bei einem unbehandelten Bluthochdruck vergleicht, kommt auf 1000 schwere Ereignisse ohne Medikamente nicht einmal eines, das durch Medikamente bedingt wird. Die Folgeerkrankungen des Bluthochdrucks, wie Schlaganfälle, Herzinfarkte, Herzschwäche und viele andere, sind so gravierend, dass alles getan werden sollte, um sie zu vermeiden. Es stehen heute moderne Bluthochdruckmedikamente zur Verfügung, die eine gute und verträgliche Behandlung ermöglichen.

!

Fünf Medikamentengruppen zur Blutdrucksenkung sind Mittel der Wahl.

Derzeit existieren fünf Medikamentengruppen, die als Blutdruckmedikamente der ersten Wahl gelten. Diese Medikamentengruppen sind sehr umfangreich untersucht und haben sich lange bewährt. Sie zeichnen sich durch drei Eigenschaften aus:

- Sie haben in ausreichend großen Studien eine Senkung der Folgekomplikationen des Bluthochdrucks bewiesen.
- Sie zeigen eine gute Wirksamkeit.
- Sie sind gut verträglich.

Auf die für den Patienten wichtigsten Aspekte der einzelnen Medikamentengruppen wird im Folgenden näher eingegangen. In Klammern sind die Wirkstoffe von Vertretern der einzelnen Medikamentengruppen aufgeführt. Diese Wirkstoffe finden Sie auf den Medikamentenpackungen, oft unterhalb des Präparatenamens.

Diuretika

Diuretika sind sogenannte Entwässerungsmittel, als Wirkstoffe zählen hierzu z. B. HCT, Torasemid, Furosemid, Xipamid, Chlortalidon, Indapamid und Spironolacton. Diese Mittel gehören zu den am längsten in der Bluthochdruckbehandlung eingesetzten Medikamenten und wirken u. a. durch eine vermehrte Ausscheidung von Natrium in der Niere sowie durch eine Verminderung der Flüssigkeitsmenge im Kreislauf.

!

Gegebenenfalls müssen Stoffmängel (z. B. Kalium oder Magnesium) nach Rücksprache mit dem Arzt ersetzt werden.

Anfangs werden Sie mehr Wasser lassen müssen als sonst, da es sich ja um Entwässerungsmittel handelt. Dies normalisiert sich nach kurzer Zeit wieder, da ja nicht ständig mehr Wasser ausgeschieden werden kann, als man zu sich nimmt. Über die erhöhte Ausscheidung können besonders der Kalium- und Magnesiumspiegel im Blut absinken, was sich z. B. durch Muskelkrämpfe äußern kann. Gegebenenfalls müssen diese Stoffe nach Rücksprache mit Ihrem behandelnden Arzt ersetzt werden. Der Blutzucker sollte besonders kontrolliert werden, wenn eine Neigung zu erhöhten Werten vorliegt.

Alles im allem werden diese Medikamente unter entsprechender ärztlicher Kontrolle zumeist gut vertragen und gehören auch in Kombination mit anderen Wirkstoffen zu den am häufigsten verwandten Blutdruckmedikamenten.

Spironolacton nimmt eine Sonderstellung unter den Entwässerungsmitteln ein, da es ein bestimmtes Hormon, das Aldosteron, hemmt und deshalb bei Bluthochdruckerkrankungen, die durch eine Überproduktion dieses Hormons hervorgerufen werden, erfolgreich eingesetzt wird. Im Gegensatz zu den meisten Entwässerungsmitteln hat es zudem eine kaliumsparende Wirkung. Die nicht seltene Nebenwirkung einer Brustdrüsenschwellung schränkt den Einsatz vor allem bei Männern ein.

ACE-Hemmer

!

ACE-Hemmer sind bei Nierenschwäche sehr günstig, da sie der Nierenerkrankung entgegenwirken.

Zu den ACE-Hemmern zählen z. B. Enalapril, Captopril, Ramipril, Quinapril, Lisinopril, Benazepril, Perindopril, Fosinopril, Trandolapril und Cilazapril. Diese Wirkstoffe sind an der Endung „-pril“ zu erkennen. Sie hemmen ein Enzym, das für die Aktivierung bestimmter Hormone benötigt wird, die den Blutdruck steigern. Der Name „ACE“ ist die Abkürzung für dieses Enzym namens „Angiotensin converting enzyme“.

Auch bei einer zusätzlichen Nierenschwäche ist das Medikament günstig, da es dem Fortschreiten der Nierenerkrankung entgegenwirkt. In seltenen Fällen können die Nierenwerte im Blut ansteigen, sodass diese zu Beginn der Behandlung und im Verlauf kontrolliert werden. Bei einem Anstieg der Nierenwerte liegt gelegentlich eine Verengung der Nierengefäße (Nierenarterien) vor.

Auch bei Diabetikern mit Bluthochdruck haben ACE-Hemmer eine gute Wirksamkeit bewiesen, die über die blutdrucksenkende Wirkung hinaus geht (nachgewiesen in den Studien CAPP und HOPE). Ebenso sind diese Medikamente aus der Behandlung der Herzschwäche (Herzinsuffizienz) nicht mehr wegzudenken.

Eine typische Nebenwirkung kann das Auftreten eines Reizhustens sein, das in etwa zehn Prozent der Fälle auftritt. In diesen Fällen kann auf die ähnlich wirkenden Angiotensin-II-Antagonisten (siehe Seite 136) gewechselt werden, die diese Nebenwirkung nicht aufweisen.

Ihr Arzt wird individuell auswählen, welche Präparate für Sie infrage kommen und ihren Einsatz gegen die Nebenwirkungen sorgfältig abwägen.

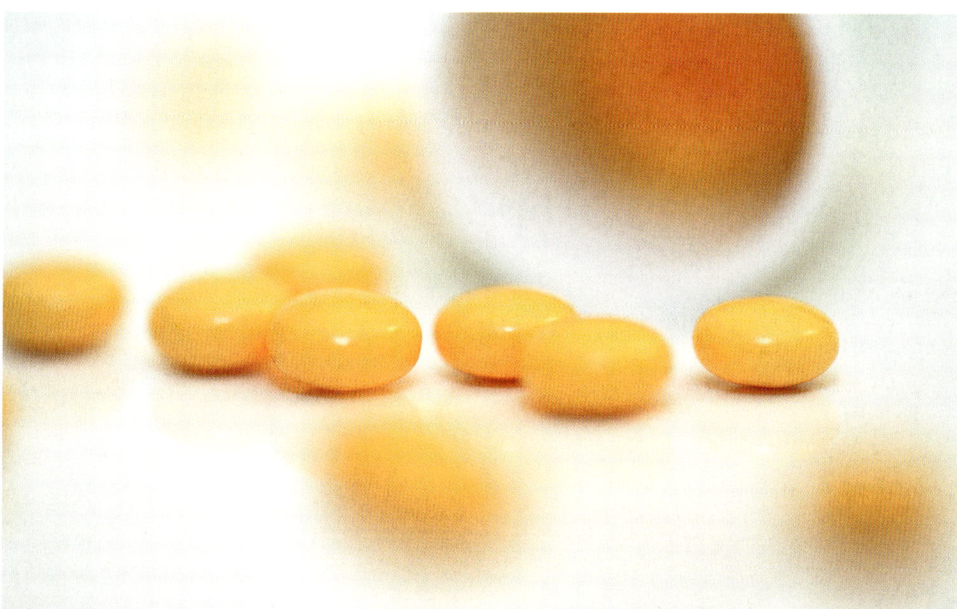

!

Die Kalzium-Antagonisten vermindern den Kalziumeinstrom und senken den Blutdruck.

Kalzium-Antagonisten

Diese Wirkstoffe (z. B. Amlodipin, Felodipin, Lecarnidipin, Nifedipin, Nitrendipin, Nisoldipin, Nilvadipin, Isradipin, Manidipin, Lacidipin) binden sich an die Kalziumkanäle der Körperzellen und vermindern den Kalziumeinstrom, was eine Erweiterung der Arterien (Blutgefäße) und damit eine Blutdrucksenkung bewirkt.

Verschiedene Vertreter dieser Gruppe haben recht unterschiedliche Eigenschaften, was einen differenzierten Einsatz durch den kundigen Arzt ermöglicht.

Bei vielen Wirkstoffen dieser Medikamentengruppe zählen Flüssigkeitseinlagerungen (Ödeme) zu den häufigeren Nebenwirkungen. Diese lassen sich kaum durch entwässernde Medikamente beeinflussen. Hautrötung, Hitzegefühl und – bei einigen Wirkstoffen – Verstopfung können auftreten.

Sie wurden in der Vergangenheit häufiger und kontrovers in Fachkreisen diskutiert, wobei nach überwiegender Meinung diese Medikamente eine sehr gute blutdrucksenkende Wirksamkeit und vor allem in Bezug auf den Stoffwechsel und die körperliche Leistungsfähigkeit eine gute Verträglichkeit aufweisen.

Betablocker

!

Betablocker werden heute zurückhaltender als vor einigen Jahren eingesetzt. In bestimmten Fällen haben sie weiterhin ihren Stellenwert.

Zu den Betablockern zählen die Wirkstoffe Bisoprolol, Metoprolol, Propranolol, Atenolol, Acebutolol, Celiprolol, Talinolol, Betaxolol, Nebivolol, Carvedilol, Bupranolol, Penbutolol, Carteolol, Oxprenolol, Pindolol, Bupranolol und Mepindolol. Diese Medikamente gehören seit mehr als 40 Jahren zu den bewährten blutdrucksenkenden Medikamenten. Sie binden sich an bestimmte Rezeptoren („Empfänger“) der Körperzellen, die bei Bedarf das Herz schneller und kräftiger schlagen lassen. Durch die Blockierung dieser Rezeptoren schlägt das Herz langsamer und schonender, was eine Blutdrucksenkung zur Folge hat.

Beta-Rezeptoren befinden aber nicht nur an Herzmuskelzellen, sondern auch an vielen anderen Organen und üben vielfältige Steuerungsfunktionen aus. Glücklicherweise unterscheiden sich die Beta-Rezeptoren verschiedener Organe in ihrem Aufbau, und es wurden Betablocker entwickelt, die sich überwiegend an den Herz-Rezeptoren binden. Dadurch sind die modernen, sogenannten selektiven Betablocker verträglicher geworden.

Außer bei Bluthochdruck haben sich Betablocker bei Erkrankungen der Herzkranzgefäße, bei Herzschwäche (Herzinsuffizienz) und bestimmten Herzrhythmusstörungen außerordentlich bewährt. Gerade wenn solche Erkrankungen zusätzlich zum Bluthochdruck vorliegen, sind diese Medikamente von Vorteil.

Problematisch kann der Einsatz bei sportlich sehr aktiven Patienten sein, da die Leistungsfähigkeit sinken kann.

Wichtig ist, die blutdrucksenkenden Medikamente streng nach ärztlicher Anordnung einzunehmen.

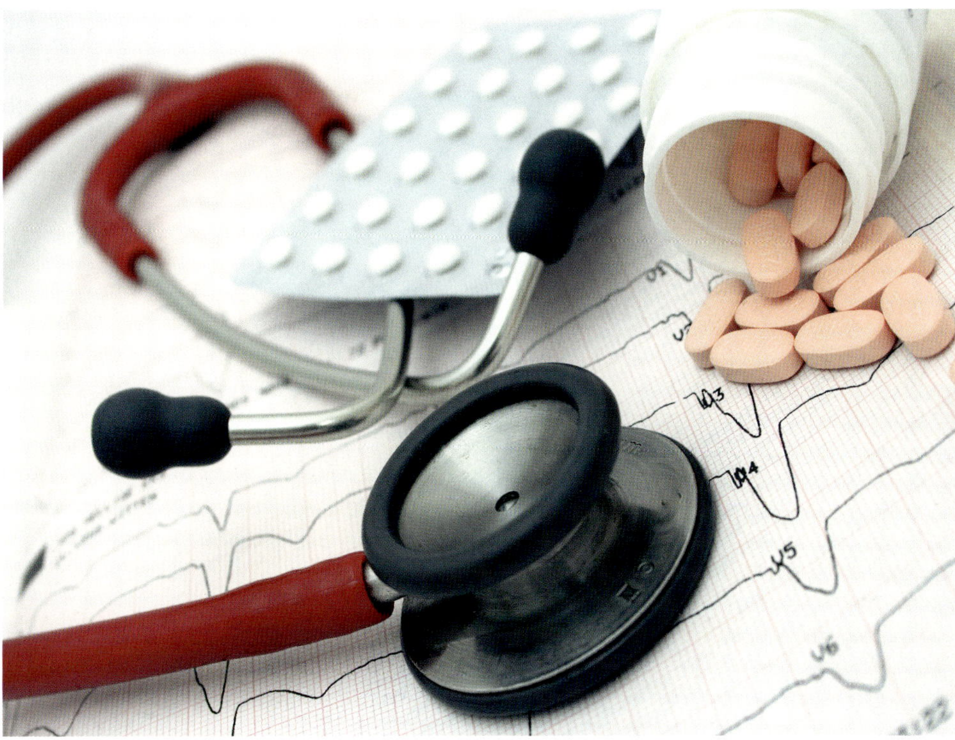

Wegen ihrer bronchienverengenden Wirkung ist bei Asthma und anderen Erkrankungen der Bronchien Vorsicht geboten. Eine Schuppenflechte (Psoriasis) kann sich verschlechtern. Auch bei einer Veranlagung zum Diabetes mellitus (Zuckerkrankheit) muss der behandelnde Arzt den Einsatz dieses Medikamentes abwägen. An weiteren Nebenwirkungen können kalte Hände und Füße sowie Müdigkeit auftreten; gelegentlich werden Störungen der Sexualfunktionen beobachtet.

Bei sachgerechtem Einsatz können Betablocker effektiv den Blutdruck senken und sowohl die Lebensqualität als auch die Lebenserwartung deutlich steigern.

!

Angiotensin-II-Antagonisten werden bei ACE-Hemmer-Unverträglichkeit eingesetzt, da sie ein ähnliches Wirkungsspektrum haben.

Angiotensin-II-Antagonisten

Diese Medikamente (z. B. Candesartan, Valsartan, Losartan, Irbesartan, Telmisartan, Olmesartan, Eprosartan) haben ein ähnliches Wirkungsspektrum wie die ACE-Hemmer, verursachen jedoch kaum Reizhusten. Sie werden daher auch bei Unverträglichkeiten der ACE-Hemmer eingesetzt. Die Wirkstoffnamen sind an ihrer Endung „-sartan“ zu erkennen.

Diese Medikamentengruppe zeichnet sich durch eine außerordentlich geringe Nebenwirkungsrate aus.

!

Anstatt ein Medikament sehr hoch zu dosieren, kommen frühzeitig Medikamentenkombinationen zum Einsatz, um Nebenwirkungen zu vermeiden.

Medikamentenkombinationen

Häufig, vor allem bei höheren Blutdruckwerten, müssen zwei oder mehr Medikamente aus verschiedenen Gruppen miteinander kombiniert werden, um den Blutdruck optimal zu senken. Lediglich in etwa 50 Prozent der Fälle gelingt mit einem einzigen Blutdruckmedikament eine optimale Blutdruckeinstellung. In allen anderen Fällen sind zwei oder mehr unterschiedliche Präparate erforderlich.

Oft werden auch schon frühzeitig mehrere Blutdruckmedikamente in Kombination eingesetzt, um die einzelnen Wirkstoffe niedriger dosieren zu können und damit eine bessere Verträglichkeit zu erzielen. Bestimmte der vorab genannten Medikamente lassen sich besonders gut kombinieren, da sich ihre Wirkungen ergänzen; dies wird der behandelnde Arzt bei der Medikamentenwahl berücksichtigen. Die für Sie am besten geeignete und verträglichste Medikamentenauswahl zu treffen gehört zu den ärztlichen Aufgaben, die Fachwissen und Erfahrung erfordern.

Sinnvoll sind Kombinationspräparate mit zwei oder mehr Wirkstoffen in einer Tablette, soweit für die entsprechende Kombination und Dosierung verfügbar, da sich dadurch die Anzahl an Tabletten reduzieren lässt.

Die fünf Bluthochdruck-Medikamentengruppen und ihre Kombinationsmöglichkeiten.

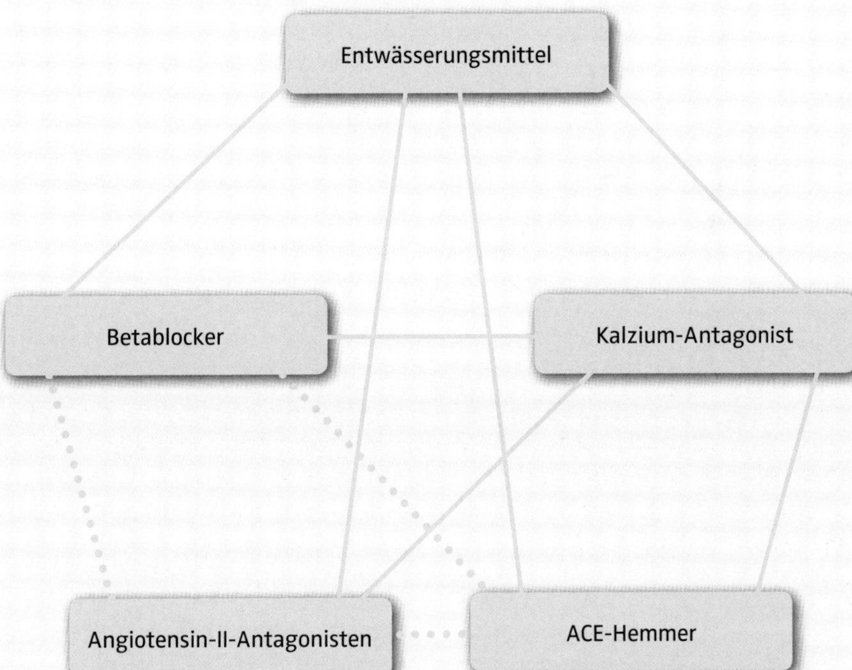

Eine gute Blutdruckeinstellung zu erzielen, ist gelegentlich längerwierig und mit wiederholten Umstellungen der Medikation verbunden. Die Mühe lohnt sich, zumal sich das Risiko schwerer Folgeerkrankungen bei optimaler Blutdruckeinstellung auf das Niveau von Personen ohne Bluthochdruck senken lässt, wie z. B. die HOT-Studie gezeigt hat.

Aus den fünf Bluthochdruck-Medikamentengruppen ergeben sich vielfältige Kombinationen, wobei sich einige aus Gründen der Wirkungsverstärkung besonders bewährt haben.

Welche Medikamentengruppe bei einem Patienten zuerst zum Einsatz kommt, hängt von der individuellen Situation des Patienten ab, insbesondere von seinen sonstigen Begleiterkrankungen und vom Alter ab. Die individuell beste Therapie auszuwählen, gehört zur ärztlichen Behandlungskunst und erfordert viel Erfahrung und ärztliches Können. Bei der Kombination ergänzen sich bestimmte Medikamentengruppen besser als andere, was der Arzt bei der Therapie berücksichtigt.

Wichtig zu wissen ist, dass Blutdruckmedikamente ihre maximale Wirkung im Laufe mehrerer (bis zu sechs) Wochen entfalten, sodass nicht früher über die endgültige Wirkung eines Blutdruckmedikamentes entschieden werden kann.

Weitere Blutdruckmedikamente

Andere Blutdruckmedikamente erfüllen die vorab genannten Kriterien nicht in gleicher Weise wie die fünf Hauptgruppen und gelten daher als Medikamente der zweiten Linie. Sie werden in der Regel dann eingesetzt, wenn mit den Medikamenten der ersten Wahl keine ausreichende Wirkung erzielt werden kann oder wenn Unverträglichkeiten ein Ausweichen auf diese Medikamente erforderlich machen.

!

Medikamente der 2. Linie werden eingesetzt, wenn die der ersten Wahl keine ausreichende Wirkung erzielen.

Der Begriff „Medikamente der 2. Linie“ darf nicht so missverstanden werden, dass es sich um schlechte oder gefährliche Medikamente handelt. Viele Patienten können manchmal erst unter

Einsatz von Medikamenten aus dieser Gruppe wirklich gut mit dem Blutdruck eingestellt werden. Jeder in diesem Bereich tätige Arzt kennt Patienten, die unter solchen Medikamenten gut eingestellt sind und die Behandlung gut vertragen. Die wichtigsten Substanzen dieser Wirkstoffe werden im Folgenden in Kürze beschrieben.

Aliskiren (Rasilez)
Dabei handelt es sich um ein neuartiges Medikament, das ein für die Blutdruckentwicklung wichtiges Enzym, das sogenannte Renin hemmt. Da es sich noch nicht lange auf dem Markt befindet, wird sich der Stellenwert dieses Mittels im Laufe der nächsten Jahre herausstellen.

Alpharezeptorenblocker
Diese Gruppe (z. B. Doxazosin, Prazosin) gehörte bis vor einigen Jahren zur Medikamentengruppe der ersten Wahl. Dies änderte sich durch Daten, die bei der Einzeltherapie auf höhere Herz-Kreislauf-Komplikationen deuteten, insbesondere in einer großen Studie (ALLHAT-Studie). In Kombination mit anderen Substanzen und bei bestimmten Konstellationen ist der Einsatz unter entsprechendem ärztlichen Abwägen möglich.

Antisympathotonika
Diese Medikamente hemmen das aktivierende Nervensystem, das als „Sympathikus" zusammengefasst wird, und wirken auf diese Weise blutdrucksenkend.

!

Antisympathotonika hemmen das aktivierende Nervensystem.

Alphamethyldopa
Dieses Mittel gehört zu den wenigen Medikamenten, die in der Schwangerschaft angewandt werden können.

Clonidin

Dieses Medikament darf nicht abrupt abgesetzt werden, da es zu krisenhaften Blutdruck- und Herzfrequenzanstiegen („Rebound“) führen kann.

!

Moxonidin wirkt ähnlich wie Clonidin, ist jedoch wirksamer und verträglicher.

Moxonidin

Moxonidin wirkt ähnlich wie Clonidin, jedoch bei besserer Verträglichkeit und längerer Wirksamkeit. Es wird von den Wirkstoffen 2. Linie relativ häufig eingesetzt.

Direkt gefäßerweiternde Wirkstoffe

Hierzu zählen Hydralazin, Dihydralazin und Minoxidil. Neben vielen möglichen Nebenwirkungen ist eine Zunahme der Körperbehaarung sehr häufig (ca. 50 Prozent) und ist daher besonders bei Frauen problematisch.

Vorübergehend können zu Anfang einer blutdrucksenkenden Behandlung Müdigkeit, Mattigkeit u. Ä. auftreten, da der Organismus sich erst an die niedrigeren Blutdruckwerte gewöhnen muss. Diese Beschwerden bilden sich nach einiger Zeit zurück und sollten nicht zum Absetzen der Medikamente führen. Sprechen Sie im Zweifelsfall mit Ihrem Arzt über mögliche Probleme und Beschwerden im Zusammenhang mit den Blutdruckmedikamenten.

Sprechen Sie mit Ihrem Arzt, wenn Sie Probleme mit Ihrem Blutdruckmedikament haben.

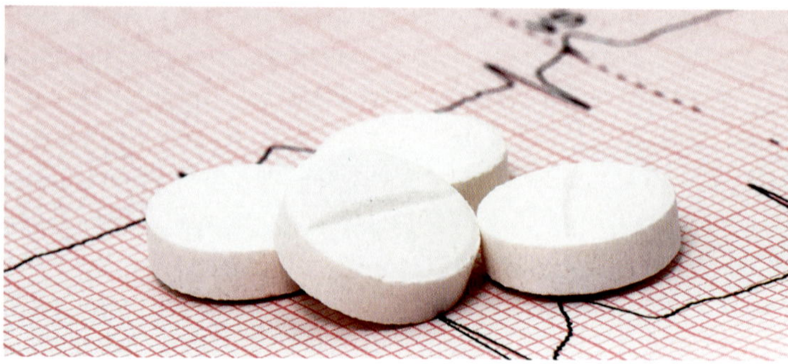

8. WOCHE

Weniger Kochsalz senkt den Blutdruck

Seit Langem ist bekannt, dass Kochsalz den Blutdruck erhöhen kann und dass durch eine Kochsalzeinschränkung der Blutdruck gesenkt werden kann. Bevor effektive und gut verträgliche Blutdruckmedikamente entwickelt wurden, gehörte die Kochsalzeinschränkung zu den wichtigsten Maßnahmen der Bluthochdruckbehandlung. Diese wirkungsvolle Maßnahme wurde mit dem Aufkommen moderner Blutdruckmedikamente zunehmend weniger angewandt, gewinnt allerdings seit mehreren Jahren mit Recht wieder an Verbreitung. Es handelt sich dabei doch um eine wirksame und nebenwirkungsfreie Behandlung.

Die Blutdrucksenkung tritt unter einer kochsalzgeminderten Kost nach etwa drei Wochen ein, sodass etwas Geduld notwendig ist. Erwarten Sie also nicht zu früh eine Wirkung auf Ihren Blutdruck. Dabei gibt es Bluthochdruckpatienten, die stärker auf die Kochsalzreduktion ansprechen als andere. Man spricht von einem „kochsalzempfindlichen" Bluthochdruck, wenn eine signifikante Blutdrucksenkung auftritt. Bei älteren Menschen ist häufiger ein kochsalzempfindlicher Bluthochdruck anzutreffen. Insgesamt kann bei 50 bis 60 Prozent der Fälle von einem kochsalzempfindlichen Bluthochdruck ausgegangen werden. Durch eine Kochsalzreduktion wird auch die Wirkung der meisten Blutdruckmedikamente verbessert, sodass auch Patienten mit einem kochsalzunempfindlichen Bluthochdruck von dieser Maßnahme profitieren.

> **!**
> Die kochsalzreduzierte Kost senkt den Blutdruck im Durchschnitt um 7 mmHg systolisch und 3 mmHg diastolisch.

Wer dennoch genau wissen möchte, ob er auf die Kochsalzeinsparung anspricht oder nicht, der muss den Blutdruck nach entsprechender Einschränkung des Kochsalzverzehrs über vier

Wochen kontrollieren, um dann die Wirkung beurteilen zu können. Natürlich darf in dieser Zeit aber nichts anderes geändert werden, was den Blutdruck senkt, denn dann wüsste man ja nicht, ob die Blutdrucksenkung wirklich auf die Kochsalzeinsparung zurückzuführen ist.

Eine Kochsalzbegrenzung auf etwa die Hälfte der üblichen Menge, d. h. unter 6 g täglich, senkt den Blutdruck.

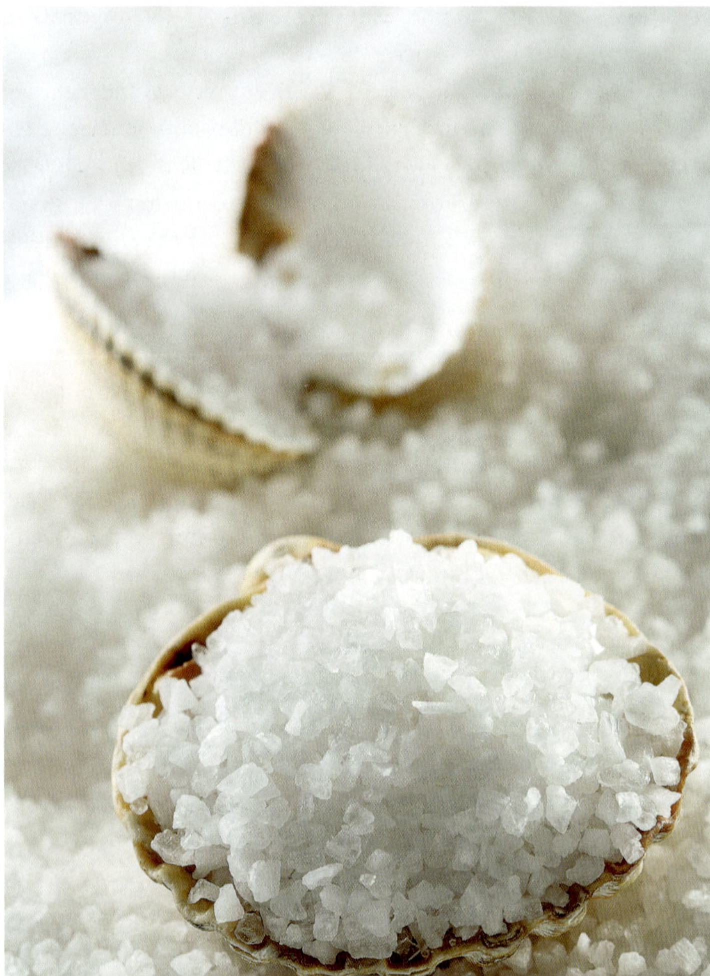

Wie viel Kochsalz ist erlaubt?

Während der Mensch etwa drei Gramm Kochsalz täglich benötigt, nehmen wir im Durchschnitt etwa die drei- bis vierfache Menge Kochsalz auf. Nicht erforderlich sind sogenannte kochsalzarme Diäten mit weniger als drei Gramm Kochsalz pro Tag oder gar eine streng kochsalzarme Ernährung mit weniger als einem Gramm Kochsalz täglich.

Für Bluthochdruckpatienten genügt eine Einschränkung auf bis zu sechs Gramm täglich, also auf etwa die Hälfte des üblichen Kochsalzkonsums, um die erwünschte Blutdrucksenkung zu erzielen. Wenn Sie es schaffen, die Kochsalzzufuhr auf knapp vier Gramm täglich zu reduzieren, umso besser, da Sie so den Bluthochdruck noch weiter senken können (DASH-Studie).

!

Die Kochsalzeinsparung senkt den Blutdruck nach etwa 3 Wochen

Die Kochsalzmenge einfach bestimmen

Bei vielen Lebensmitteln wird nicht der Kochsalzgehalt, sondern der Natriumgehalt in der Etikettierung angegeben. Kochsalz besteht aber aus Natrium und Chlorid. Ein Gramm Kochsalz enthält 0,4 Gramm Natrium und 0,6 Gramm Chlorid.

Den Kochsalzgehalt berechnet man, indem man den Natriumgehalt, der meist in der Nahrungskennzeichnung angegeben ist, mit 2,5 multipliziert. Bei einem Natriumgehalt von 200 mg beträgt also der Kochsalzgehalt 2,5 x 200 mg = 500 mg.

Keine Angst, Sie sollen nicht auf Dauer die Kochsalzmenge Ihrer Lebensmittel berechnen, ebenso wenig wie übrigens die Kalorienmenge. Gerade aber am Anfang einer kochsalzreduzierten Ernährung ist es hilfreich, sich die erheblichen Unterschiede im Salzgehalt verschiedener Nahrungsmittel zu vergegenwärtigen.

!

Etwa 60 Prozent aller Blutdruckpatienten sprechen gut auf eine Kochsalzverringerung an.
Man spricht vom „kochsalzsensitiven Bluthochdruck“.
Weniger Kochsalz unterstützt die Wirkung vieler Blutdruckmedikamente.

Die kochsalzreduzierte Ernährung

Ein paar Tipps, wie Sie Kochsalz ganz einfach reduzieren können:

- Frisches oder tiefgefrorenes Gemüse ist weniger kochsalzhaltig als Konserven und sollte deshalb bevorzugt werden. Das Garen mit wenig Wasser erhält den Eigengeschmack von Kartoffeln und Gemüse.
- Fertigsuppen sind häufig stark gesalzen und daher nicht zu empfehlen.
- Pellkartoffeln sind zur Kochsalzeinsparung Salzkartoffeln vorzuziehen.
- Salzen Sie Speisen bei Tisch nicht nach, so können Sie zur Kochsalzreduktion beitragen.

Da bei der Zubereitung der Mahlzeiten viel Kochsalz eingespart werden kann, sollten sich alle im Haushalt kochenden Personen, insbesondere natürlich der „Hauptkoch“ oder die „Hauptköchin“ mit einer kochsalzarmen Zubereitung vertraut machen. Bitten Sie daher alle in Ihrem Haushalt kochenden Personen, bei der Zubereitung der Mahlzeiten sparsam zu salzen und lieber, wo möglich, Gewürze und Kräuter zu verwenden. Anregungen für Gewürze, die Sie anstelle von Kochsalz verwenden werden können, finden Sie auf Seite 146. Ganz auf Kochsalz muss keinesfalls verzichtet werden. Die Mahlzeiten sollten weiterhin schmackhaft bleiben!

Für Sie als Blutdruckpatient sind sogenannte „streng natriumarme“ oder „natriumarme“ Lebensmittel, die im Handel geführt werden, nicht notwendig. Dagegen können „natriumverminderte“ Lebensmittel die Kochsalzeinschränkung unterstützen.

Auch Mineralwasser enthält Kochsalz

Verschiedene Mineralwassersorten unterscheiden sich zum Teil erheblich in ihrem Kochsalzgehalt. Wenn Sie gerne Mineralwasser trinken, was auch empfohlen werden kann, sollten Sie auf den Kochsalzgehalt achten.

!

Einige Mineralwassersorten beinhalten unnötig viel Kochsalz!

Da Natrium in Verbindung mit Chlorid für den Blutdruck von Bedeutung ist und im Mineralwasser weitere für den Blutdruck unwesentlich Natriumverbindungen auftreten, sollte bei Mineralwasser der Kochsalzgehalt nicht wie sonst aus dem Natriumgehalt berechnet werden, sondern aus dem Chloridgehalt. Letzteren multiplizieren Sie mit 1,6 um den Kochsalzgehalt im Mineralwasser zu berechnen:

Ein Chloridgehalt unter 300 mg pro Liter ist tolerabel, wobei viele Mineralwassersorten mit deutlich niedrigeren Werten angeboten werden. Dies wirkt sich vor allem bei höherem Mineralwasserverzehr günstig auf Ihren Blutdruck aus.

Kochsalzgehalt des Mineralwassers = Chloridgehalt x 1,6.
Beispielsweise beträgt der Kochsalzgehalt bei
100 mg Chlorid: 160 mg.

Falls Sie nur die Natriumangabe der Mineralwassersorte wissen, sollte der Natriumwert unter 200 mg pro Liter liegen.

Welches Salz ist gesund?

Häufig wird jodiertes Kochsalz verwendet, da in vielen Gegenden Deutschlands ein Jodmangel herrscht. Jodmangel kann zu Schilddrüsenvergrößerungen, dem sogenannten Kropf, führen. Daher ist es bei einer kochsalzarmen Ernährung sinnvoll, in Jodmangelgebieten den Jodbedarf durch Jodtabletten zu decken. Diese sollten Sie allerdings erst nach Rücksprache mit Ihrem Hausarzt einnehmen, da bei verschiedenen Schilddrüsenerkran-

!

Auch mit weniger Kochsalz kann man leckere Mahlzeiten zaubern.

kungen eine Jodzufuhr zur Schilddrüsenüberfunktion führen kann.

Es sind Diätsalze auf dem Markt, die anstelle von Natrium Kalium beinhalten, das für den Blutdruck unbedenklich ist und sogar zur Blutdrucksenkung beiträgt (siehe auch Seite 99). Der Geschmack ist allerdings nicht derselbe, sodass es dem individuellen Geschmack überlassen bleibt, ob auf diesen Salzersatz oder doch eher auf Gewürze zurückgegriffen wird. Vorsicht ist bei Kaliumprodukten geboten, wenn eine Niereninsuffizienz (Nierenfunktionseinschränkung) vorliegt, da sich dann Kalium in gefährlicher Weise im Blut ansammeln kann.

Gewürze anstelle von Kochsalz

Mit wenig Kochsalz zu kochen bedeutet nicht, dass die Mahlzeiten weniger schmackhaft sein müssen. Mit Gewürzen kann der Geschmack der Speisen verfeinert und so ohne Geschmackseinbußen gekocht werden. Das Benutzen größerer Mengen Kochsalz ist eine Gewohnheit, die vielen von früher Kindheit an mitgegeben wurde. Nach Umstellung auf eine kochsalzärmere Ernährung wird die neue Ernährungsweise zur Normalität ohne Einschränkung im Geschmack.

Für häufige Nahrungsmittel ist hier eine Auswahl an Gewürzen aufgelistet, die sich anstelle von Kochsalz verwenden lassen. Probieren Sie auch solche aus, die bisher nicht zu Ihrem Standardrepertoire gehörten. Mit Gewürzen lässt sich Kochsalz ohne Abstriche am Geschmack einsparen.

Im Folgenden finden Sie eine Auflistung, welche Gewürze sich für bestimmte Nahrungsmittel am besten eignen.

NAHRUNGSMITTEL	GEWÜRZE
Rindfleisch	Pfeffer, Zwiebel, Lorbeer, Majoran, Muskat, Thymian
Kalbfleisch	Curry, Majoran, Lorbeer, Oregano
Schweinefleisch	Pfeffer, Knoblauch, Oregano, Zwiebel, Salbei
Hähnchen	Ingwer, Paprika, Majoran, Oregano, Salbei, Thymian, Estragon
Fisch	Zitrone, Senf, Paprika, Pfeffer, Curry
Kartoffeln	Knoblauch, Zwiebel, Petersilie, Salbei, Rosmarin

Viele leckere Gewürze vereinfachen den Verzicht auf zuviel Kochsalz. Probieren Sie einfach einmal neue Variationen aus.

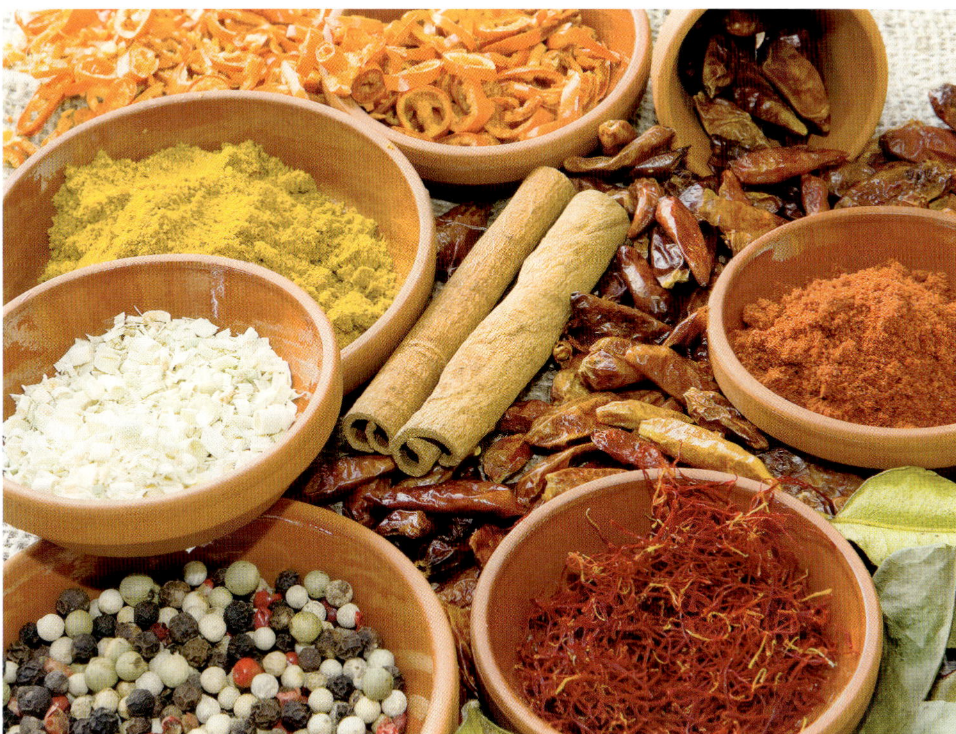

AUFGABE 1

Nachdem Sie schon viele Grundsätze über die kochsalzbewusste Ernährung gelernt haben, sollten Sie sich einen Überblick über den Salzgehalt in den Nahrungsmitteln machen, die Sie gewohnheitsmäßig essen.

Lesen Sie dazu die folgende Übersicht, in der besonders häufig verwendete Lebensmittel nach ihrem Kochsalzgehalt geordnet sind. Markieren Sie dann mit einem Textmarker oder unterstreichen diejenigen Lebensmittel, die Sie regelmäßig oder zumindest gelegentlich verzehren und einen hohen Salzgehalt aufweisen. Übertragen Sie diese in die weiter unten angelegte Tabelle auf und überlegen Sie, ob Sie diese Produkte durch andere, salzärmere ersetzen können und möchten. Notieren Sie diese Alternativen daneben.

Lebensmittel	niedriger Salzgehalt (unter 0,3 g/100 g)	mittlerer Salzgehalt (0,3–1 g/100 g)	hoher Salzgehalt (über 1 g/100 g)
Fleisch, Wurst	frische Fleischsorten	Roastbeef	Salami, Wurst allgemein, Schinken, Speck
Fisch	frische Fischsorten	Makrelen, Krabben in Dosen, Thunfisch in Öl	Fischkonserven, Ölsardinen, Heringe, geräucherter Seelachs
Milchprodukte	Milch, Joghurt, Quark	Frischkäse, Schweizer Käse	Hartkäse, Schmelzkäse, Schnittkäse
Brot, Gebäck	Mürbeteig, Biskuitboden	Graubrot, Mischbrot, Weißbrot, Zwieback, Butterkeks	Brötchen, Salzgebäck, Chips
Obst, Gemüse	alle frischen Obstsorten und frischen oder tiefgefrorenen Gemüsesorten	Dosengemüse, Gemüsesäfte, Rote Bete	Oliven, Sauerkraut, Salzgurken, Pilzkonserven, gesalzene Nüsse und Mandeln
Andere	Nudeln, Reis, Getreideflocken, Diätmargarine, natriumarme oder -verminderte Produkte	Kräuterbutter	Fertigsaucen, Fertigmenüs, Mayonnaise

Lebensmittel mit hohem Salzgehalt, die ich bisher verwende:	Lebensmittel mit niedrigerem Salzgehalt, die ich stattdessen wählen möchte:

Für diese Umstellung auf eine kochsalzarme Ernährung sollten Sie sich wenigstens sieben Tage Zeit nehmen. Gehen Sie bitte nicht zum nächsten Kapitel über, bevor Sie diesen wichtigen Abschnitt nicht sicher beherrschen. Lesen Sie sich die Tipps zur Kochsalzvermeidung mehrmals aufmerksam durch und berücksichtigen Sie sie in Ihrem Alltag.

Während der nächsten sieben Tage kreuzen Sie bitte unter dem jeweiligen Tag an, wenn es Ihnen gelungen ist, den jeweiligen Grundsatz zur Kochsalzvermeidung zu berücksichtigen. Falls nicht, nehmen Sie sich den betreffenden Grundsatz für den nächsten Tag vor.
Nach Ablauf der Woche sollten diese wichtigen Grundsätze in Fleisch und Blut übergegangen sein, und Sie können sich das nächste Kapitel vornehmen.

1. Die kochsalzreduzierte Zubereitung der Speisen habe ich berücksichtigt:

TAG 1		TAG 2		TAG 3		TAG 4		TAG 5		TAG 6		TAG 7	
ja	nein	ja	nein	ja	nein	ja	nein	ja	nein	ja	nein	ja	nein

2. Bei Tisch habe ich auf das Nachsalzen von Speisen verzichtet:

TAG 1		TAG 2		TAG 3		TAG 4		TAG 5		TAG 6		TAG 7	
ja	nein	ja	nein	ja	nein	ja	nein	ja	nein	ja	nein	ja	nein

3. Kochsalzreiche Nahrungsmittel habe ich soweit möglich durch kochsalzärmere ersetzt:

TAG 1		TAG 2		TAG 3		TAG 4		TAG 5		TAG 6		TAG 7	
ja	nein	ja	nein	ja	nein	ja	nein	ja	nein	ja	nein	ja	nein

9. WOCHE

Entspannung und Stressabbau senken den Blutdruck

Stress ist allgegenwärtig in unserem Bewusstsein und in unserer Sprache. Nahezu jeder Mensch empfindet gelegentlich, manche auch häufig „Stress", viele öfter, als sie es für gesund halten. Dass Hektik, Zeitdruck, Ärger und Anspannung den Blutdruck anheben können, liegt auf der Hand. Denn all diese Umstände versetzen unseren Organismus über eine Aktivierung des sogenannten sympathischen Nervensystems in Alarmbereitschaft. Natürlich ist eine solche Aktivierung des Organismus kurzfristig gesehen sinnvoll, denn erst durch diese gewisse Anspannung sind wir in der Lage, unser Leistungsspektrum auszuschöpfen. Anspannung lässt uns vor einer wichtigen Prüfung mehr und intensiver lernen, als wir es sonst täten, und erhöht in einer schwierigen Situation unsere geistige und körperliche Leistungsfähigkeit. Problematisch wird Stress, wenn er über längere Zeit kontinuierlich besteht und der Betroffene überfordert wird.

!

Stress gehört zu einem aktiven Leben dazu. Sorgen Sie für einen Ausgleich, der zu Ihnen passt und Ihnen Freude schenkt.

Ob wir eine Situation als stressauslösend empfinden oder nicht, wird dadurch bestimmt, wie wir diese Situation deuten. So kann eine bevorstehende Aufgabe, wie das Halten eines Vortrags oder einer Präsentation, bei dem einen eher angenehme oder zumindest neutrale Gefühle erzeugen, wenn er darin eine Chance sieht, seine Fähigkeiten zu zeigen und seine Botschaft zu vermitteln. Beim anderen jedoch kann diese Situation als äußerst beängstigend und stressig empfunden werden. Den Unterschied macht aus, wie die Situation jeweils bewertet wird: beim Ersten als Chance, seine Fähigkeiten unter Beweis zu stellen und etwas zu bewirken, beim Zweiten als unangenehme Verpflichtung mit dem Risiko, sich zu blamieren, ins Stocken zu geraten etc.

Eine Rolle spielt dabei unter anderem, wie die eigenen Fähigkeiten eingeschätzt werden, die bevorstehende Aufgabe zu lösen. Aus diesem Grund wird seit Langem zwischen positivem Stress, dem sogenannten Eustress, und negativem Stress, dem sogenannten Dystress unterschieden. Auch wenn diese Einteilung gelegentlich wieder in Frage gestellt wird, gibt sie zwei unterschiedliche Aktivierungszustände unserer Psyche und unseres Körpers wieder, die wir auch unterschiedlich empfinden. In unserem Beispiel wird die erste Person wahrscheinlich auch eine gewisse Anspannung empfinden, die aber im Gegensatz zur zweiten Person

Stress wird von jedem individuell empfunden.

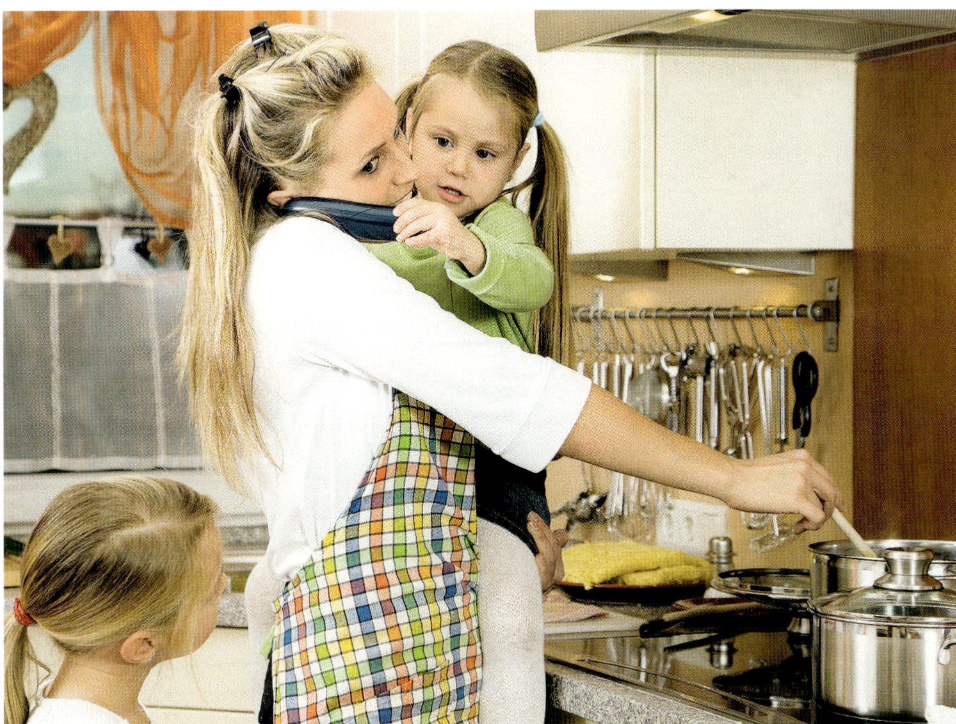

!

Negativer Stress lässt den Blutdruck steigen!

nicht unangenehm, sondern antreibend, euphorisierend wahrgenommen wird, also als „Eustress".

Negativer Stress versetzt unseren Organismus in Alarmbereitschaft und löst Ängste und Anspannung aus. Vor allem, wenn er gehäuft oder langdauernd auftritt, kann er zum Bluthochdruck beitragen. Nicht selten sehen wir bei Bluthochdruckpatienten, die während der Arbeitszeit ein Langzeitblutdruckmessgerät tragen, dass der Blutdruck während der Arbeitsphase deutlich ansteigt und auch hohe Blutdruckspitzen auftreten, wenn die Person unter Druck arbeiten muss. Dass solche Arbeitsbedingungen für niemanden, weniger aber noch für Bluthochdruckpatienten, auf Dauer gesundheitsförderlich sind, versteht sich von selbst.

Einige Betriebe, die besonders auf die Gesundheit der Mitarbeiter bedacht sind, haben Strategien umgesetzt, um ungesunden Stress zu vermeiden. Hierzu gehören regelmäßige Pausen, in denen der Mitarbeiter sich nicht mit dienstlichen Angelegenheiten beschäftigt, Besprechungen, in denen unzweckmäßige Arbeitsabläufe benannt und Lösungen gesucht werden ebenso wie betriebliche Entspannungskurse oder sogar Möglichkeiten der körperlichen Ruhe in der Mittagspause. Nicht zuletzt die Einsicht, dass körperlich und seelisch gesunde Mitarbeiter bessere Leistungen zeigen und weniger krankheitsbedingt ausfallen, sorgt häufiger für ein Umdenken. Besonders schädlich sind Arbeitsbedingungen, bei denen hohe Erwartungen an den Mitarbeiter mit geringen Möglichkeiten der Einflussnahme verbunden sind. Gute und fortschrittliche Arbeitgeber nutzen diese Erkenntnisse zum Wohl der Mitarbeiter und auch des Unternehmens, denn bereits heute gehören psychische Erkrankungen, vor allem Depressionen, zu den häufigsten Ursachen früher Erwerbsunfähigkeit.

!

Stress kann und muss nicht komplett vermieden werden. Vielmehr muss das Problem erkannt werden, um Lösungen zu finden.

Stress in einem erträglichen Rahmen zu halten, heißt nicht, dass Sie sich in Watte hüllen sollten und auf alles verzichten müssen, was mit Stress verbunden sein könnte. Das ist weder praktikabel noch wünschenswert, da es Ihren Wirkungskreis einschränken würde. Sinnvoll ist es zu überlegen, ob langandauernde Situationen bestehen, die Ihren Organismus in Stress versetzen, beispielsweise ungelöste Konflikte am Arbeitsplatz oder im persönlichen Umfeld. Ein erster Schritt besteht darin, solche Probleme für sich zu erkennen, um dann nach Lösungen zu suchen.

In der Regel stellt ein aktives Handeln gegenüber Problemen den sinnvolleren Weg gegenüber einem abwartenden Verhalten dar. Werden Sie also selbst aktiv, wenn Sie merken, dass Ihnen eine Situation nicht gut tut, und warten Sie nicht ab, dass sich vielleicht mit der Zeit etwas ändert. Wenn die Lösung nicht sofort zu sehen ist oder das Problem kompliziert, für Sie aber von großer Bedeutung ist, sollten Sie nicht zögern, professionelle Hilfe und Beratung einzuholen. Diese kann, je nachdem wo das

Bei anhaltendem Stress sollten Sie unbedingt professionelle Hilfe in Anspruch nehmen, um gesundheitliche Schäden zu vermeiden oder in den Griff zu bekommen.

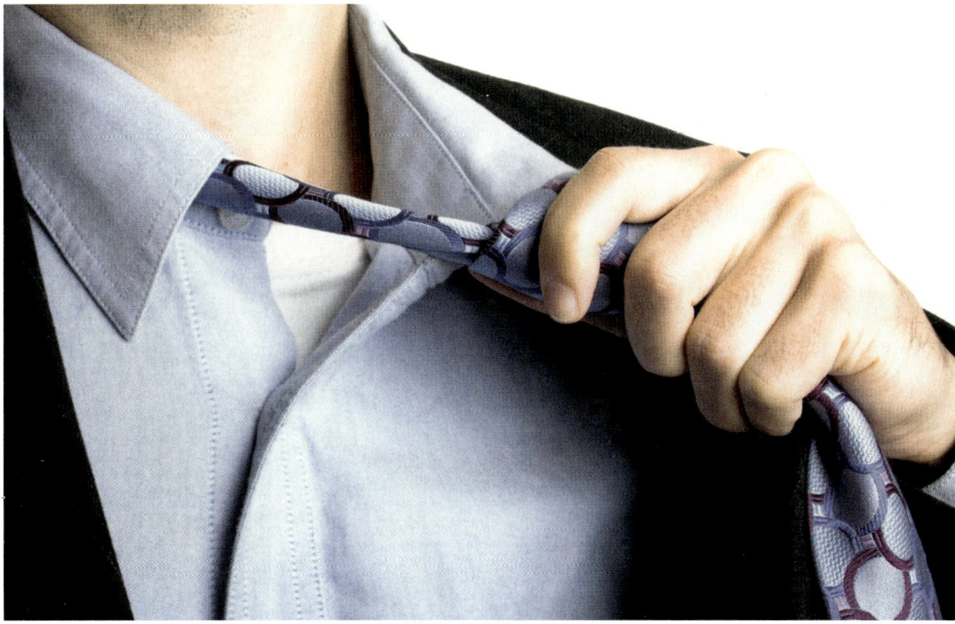

Problem liegt, bei einer Familienberatungsstelle, Eheberatung, beim Betriebsrat oder bei einem Psychologen zu suchen sein. Wenden Sie sich im Zweifel vertrauensvoll an Ihren Hausarzt.

!

Ständige Anspannung sorgt für hohen Blutdruck.

Viele Menschen haben Schwierigkeiten, sich zu entspannen, und stehen mehr oder minder permanent unter Anspannung. Diese steigert den Blutdruck, wie jeder selbst leicht feststellen kann: Wenn Sie einmal den Blutdruck zu einem Zeitpunkt relativer Entspannung messen, werden Sie in aller Regel einen deutlich niedrigeren Blutdruck ermitteln als in Phasen, in denen Sie sich angespannt und unter Stress fühlen.

AUFGABE 2

Machen Sie jetzt selbst den Versuch und messen Sie zunächst einmal Ihren Blutdruck. Mein momentaner Blutdruck beträgt:

_____________ mmHg.

Bevor Sie die Blutdruckmessung wiederholen, machen Sie bitte kurz folgendes Experiment. Setzen Sie sich bequem hin und entspannen sich folgendermaßen: Denken Sie fünf Minuten lang an eine schöne und friedliche Sommerlandschaft. Stellen Sie sich eine grüne Wiese, umherfliegende Schmetterlinge, zwitschernde Vögel und ein friedlich dahinfließendes Bächlein vor und erlauben Sie sich, fünf Minuten bei diesem Bild zu bleiben.

Messen Sie nun erneut den Blutdruck. Mein Blutdruck nach der kurzen Entspannung beträgt:

_____________ mmHg.

Mit hoher Wahrscheinlichkeit werden Sie einen Unterschied festgestellt haben. Wenn nicht, könnte es sein, dass Sie in der Kürze der Zeit keine Entspannung erzielen konnten, vor allem, wenn Sie Entspannungstechniken nicht regelmäßig praktizieren.

Entspannen – aber wie?

Nicht nur für den Blutdruck, sondern auch für unser seelisches Wohlbefinden ist eine langdauernde Anspannung schädlich und hat Unausgeglichenheit, Schlafstörungen und schlimmstenfalls gravierende seelische Störungen zur Folge. Nicht ohne Grund gehören inzwischen seelische Erkrankungen, häufig Depressionen und das sogenannte Burnout-Syndrom zu den häufigsten Ursachen für frühe Berentungen von Arbeitnehmern.

Glücklicherweise lässt sich das Abschalten und Entspannen lernen, und viele Menschen, die diese Erfahrung der willentlichen Entspannung gemacht haben, möchten diese nicht mehr missen. Die Wirkung der Entspannung auf die Blutdrucksenkung konnte für eine Meditationsform, der Transzendentalen Meditation, in einer 2006 veröffentlichten Studie eindrucksvoll nachgewiesen werden: In dieser Studie wiesen Bluthochdruckpatienten, die diese Meditation erlernten und übten, nach 16 Wochen eine signifikante Blutdrucksenkung gegenüber einer Vergleichsgruppe auf.

!

Es gibt mehrere bekannte Methoden, mit denen man die Entspannung willentlich herstellen kann.

Es sind mehrere Methoden bekannt, mit denen sich Entspannung willentlich herstellen lässt. Suchen Sie sich eine davon aus, die Sie gründlich erlernen und regelmäßig üben. Kurse werden u. a. in Volkshochschulen erteilt und von den Krankenkassen organisiert. Erkundigen Sie sich auch bei Ihrem Hausarzt.

Bis Sie einen solchen Kurs organisiert haben, möchte ich Ihnen hier eine einfache Technik der Entspannung vorstellen, die Sie ab sofort benutzen können. Die meisten Entspannungstechniken nutzen die entspannende Wirkung bestimmter Atemformen. Während die reine Brustkorbatmung häufig mit Anspannung einhergeht, erzeugt die Zwerchfellatmung Entspannung und stellt die effektivere Atemform dar. Allerdings fällt vielen Menschen diese gesündere Atemform recht schwer, sodass sie systematisch geübt werden sollte. Spüren Sie nun selbst, wie Sie auf die Zwerchfellatmung ansprechen.

AUFGABE 3

Legen Sie sich bitte auf den Rücken auf eine weiche Decke oder eine Matte. Sie können ein flaches Kissen unter den Kopf legen, wenn es für Sie bequemer ist, nur sollte der Kopf nicht zu hoch liegen. Lockern Sie Ihre Kleidung, falls nötig, vor allem in der Taille. Legen Sie nun eine Hand auf Ihren Bauch, unmittelbar oberhalb des Nabels. Den anderen Arm legen Sie neben den Körper. Atmen Sie nun in den Bauch hinein, sodass sich Ihre Hand beim Einatmen hebt, beim Ausatmen senkt. Atmen Sie dabei durch die Nase ein und aus. Versuchen Sie, den Atemrhythmus zu spüren, ohne ihn zu beeinflussen. Nehmen Sie die natürliche Atempause nach dem Ausatmen wahr, den Moment des Wechsels, wenn die Ausatmung zur Einatmung übergeht. Erspüren Sie, wenn die Atmung nach dem Ausatmen von selbst einsetzt.
Üben Sie die Zwerchfellatmung auf diese Weise etwa fünf Minuten lang.
Diese Übung sollten Sie zweimal täglich für jeweils etwa 5 Minuten machen, damit der notwendige Lerneffekt eintreten kann. Lassen Sie aufkommende Gedanken zu, ohne sich mit ihnen zu beschäftigen, aber auch ohne sie zu unterdrücken. Bleiben Sie **eine Woche** bei dieser Übung.

In der **zweiten Woche** nehmen Sie die Hand vom Bauch und legen sie seitlich neben den Körper. Versuchen Sie jetzt die Zwerchfellatmung ohne die Kontrolle der Hand.

In der **dritten Woche**, wenn Sie auch dies gut beherrschen, können Sie zusätzlich zu den beiden täglichen Übungen zwischendurch im Sitzen und auch im Stehen die Zwerchfellatmung durchführen. Gegebenenfalls nehmen Sie auch hierbei anfangs die Hand am Bauch zu Hilfe. Mit der Zeit sollte Ihnen die Zwerchfellatmung auch ohne diese Hilfe gelingen. Das regelmäßige Üben ist dabei wesentlich, um sofort, auch bei empfundener Anspannung, durch die Zwerchfellatmung eine Entspannung herbeiführen zu können. Auch als Einschlafhilfe kann sehr gut die Zwerchfellatmung durchgeführt werden – testen Sie es aus.
Wenn Sie bei der Übung anfangs Schwierigkeiten haben, versuchen Sie die Übung mit einem Buch auf dem Bauch, während die Arme seitlich neben dem Körper liegen. Atmen Sie so in den Bauch, dass sich das Buch beim Einatmen nach oben hebt, beim Ausatmen nach unten senkt. Die visuelle Kontrolle kann anfangs die Bauchatmung erleichtern. Üben Sie so eine Woche und wechseln Sie dann auf die anfangs beschriebene Übung mit der Hand am Bauch.

Führen Sie bitte die Übungen zur Zwerchfellatmung eine Woche durch, bevor Sie zum letzten Kapitel über das Rauchen wechseln, insofern Sie betroffen sind. Lassen Sie aber auch nach der Lernphase die regelmäßige Entspannung zur guten und angenehmen Gewohnheit werden.

Später können Sie, wenn Sie mögen, dabei auch ruhige Musik hören, um zusätzlich den Genuss der Entspannung zu erhöhen.

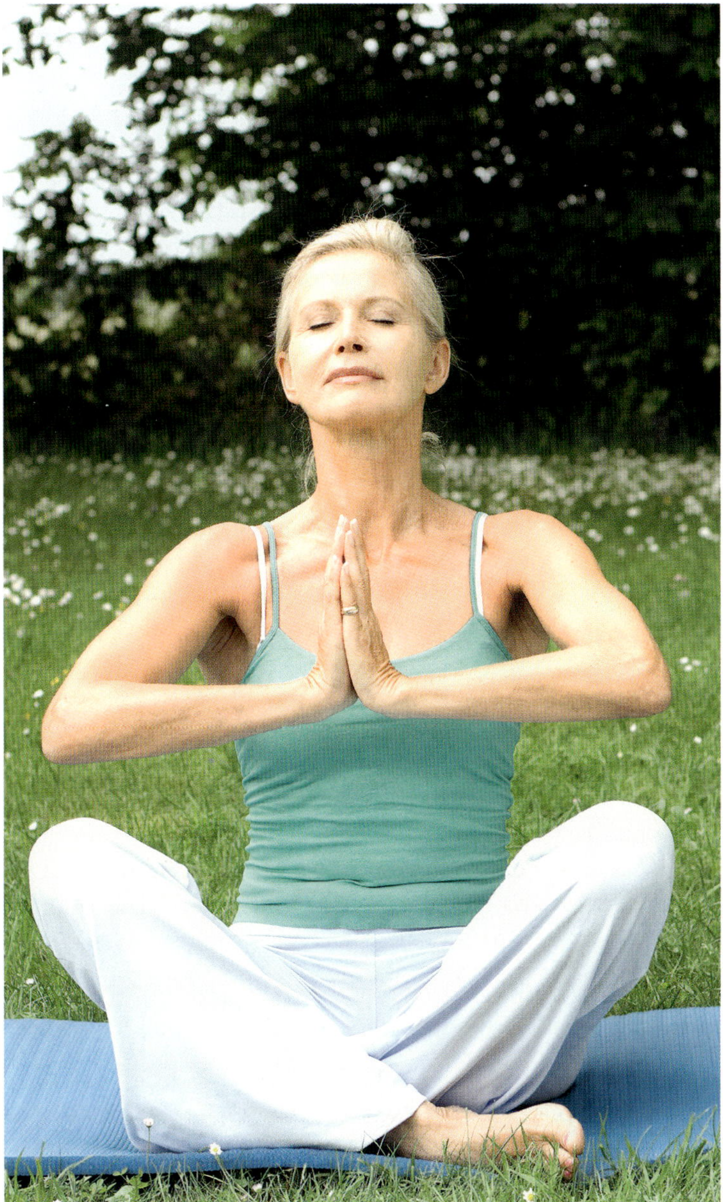

Lernen Sie zu entspannen! Bereits einfache Atemtechniken helfen Ihnen dabei.

Im Folgenden lernen Sie häufige Entspannungsmethoden kennen. Suchen Sie sich die für Sie geeignetste Methode heraus.

Autogenes Training

Das Autogene Training wurde um 1920 vom Neurologen Johannes H. Schultz entwickelt. Es gehört zu den populärsten Entspannungsmethoden und hat weite Verbreitung gefunden. Durch Übungen, bei denen bestimmte Sätze und Vorstellungen zum Einsatz kommen, wird eine tiefe Entspannung erreicht. Dazu zählen auch Übungen, durch die im Körper ein Wärme- oder ein Schweregefühl hergestellt wird. Ebenso gehört eine Atemübung mit Einsatz der Zwerchfellatmung, zu den Grundübungen.

Das Autogene Training arbeitet mit der „Autosuggestion", bei welcher der Übende sich bestimmte Empfindungen selbst gedanklich eingibt. Ein großer Vorteil ist, dass das Autogene Training, nachdem es gut beherrscht wird, jederzeit ohne weitere Vorbereitung durchgeführt werden kann.

Progressive Muskelentspannung nach Jacobson

!

Erlernen Sie diejenige Entspannungsform, die am besten Ihren Vorlieben und Ihrem Temperament entspricht.

Der amerikanische Arzt Edmund Jacobson beschrieb 1929 die Progressive Muskelentspannung, auch Muskelrelaxation genannt. Progressiv bedeutet hierbei „fortschreitend". Es werden nacheinander verschiedene Muskelgruppen angespannt, die Spannung dann aufrechterhalten, anschließend folgt die Entspannung dieser Muskelgruppe.

Der Wechsel von An- und Entspannung wird dabei bewusst wahrgenommen, und es stellt sich allmählich eine innere Ruhe und Entspannung ein. Auch diese Methode kann, einmal erlernt, ohne weitere Vorbereitung jederzeit praktiziert werden.

Yoga

Bei uns ist vor allem das Hatha-Yoga mit einer langen Tradition aus dem indischen Kulturkreis verbreitet. Durch bestimmte Körperhaltungen (Assanas) und Atemtechniken (Pranayama) wird Ausgeglichenheit über ein Gleichgewicht von Körper, Geist und Seele angestrebt.

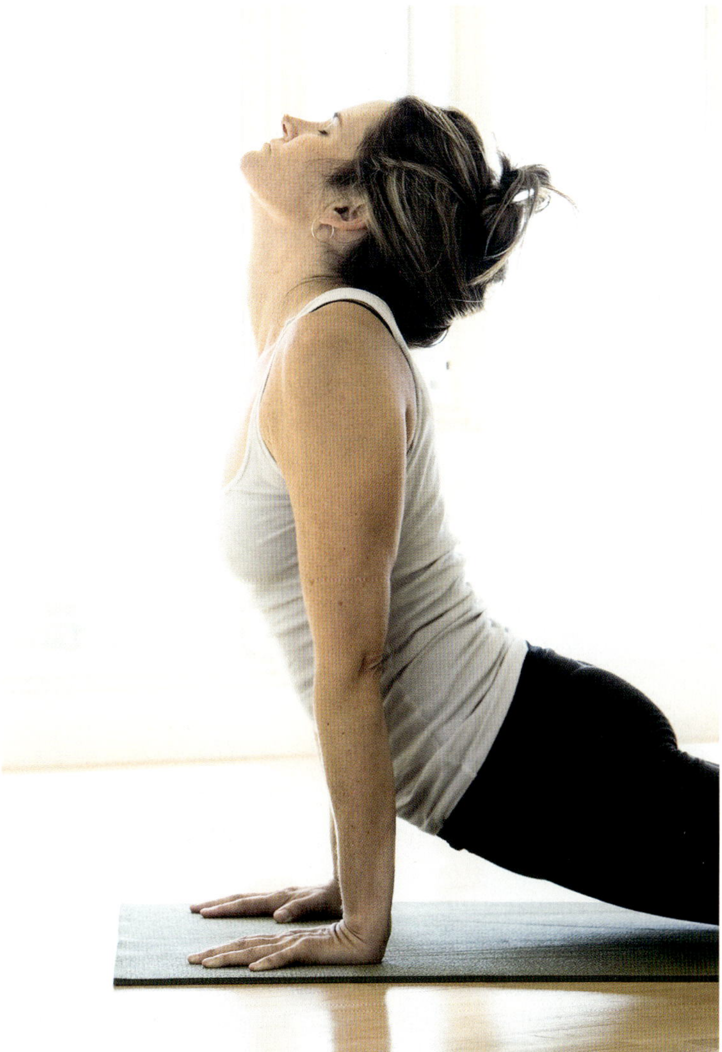

Yoga kann Ihnen helfen, Ihre Balance wiederzufinden.

Tai-Chi

Tai-Chi ist eine alte chinesische Bewegungskunst mit langsamen, fließenden Bewegungen und einer entspannten Atmung. Dazu werden verschiedene Bewegungsabläufe eingeübt, die zu Ausgeglichenheit und Ruhe führen. Zudem kommen die Übungen auch der Beweglichkeit und Koordination zugute.

Tai-Chi ist eine Bewegungskunst, die sehr gut zur Entspannung beitragen kann.

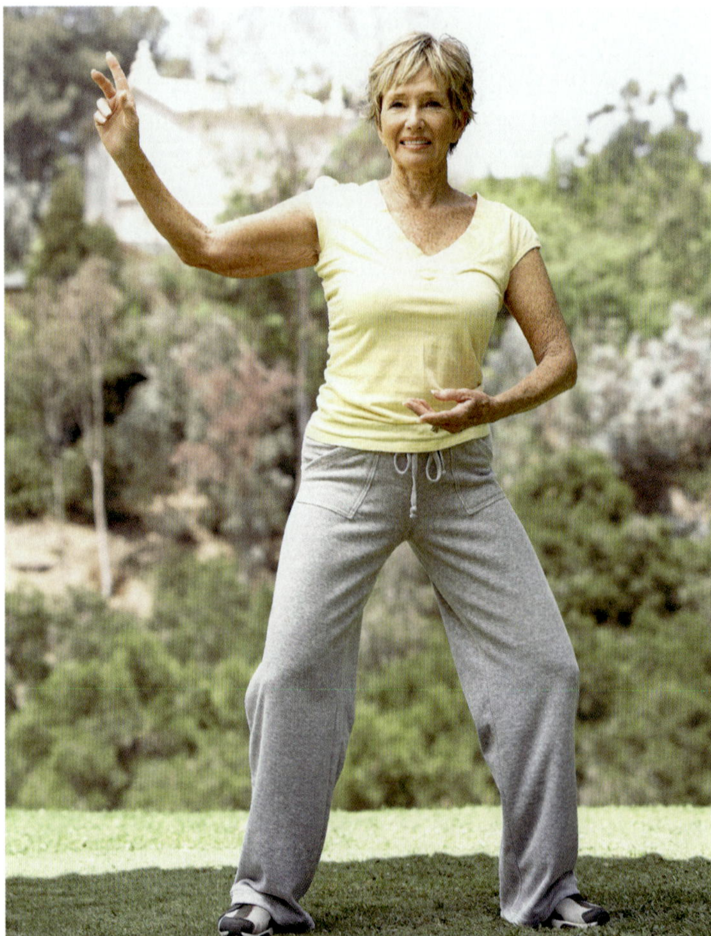

Transzendentale Meditation

Die Transzendentale Meditation hat ihre Ursprünge in der jahrtausendalten Vedischen Überlieferung Indiens. Es wird ein Zustand tiefer Entspannung bei gleichzeitig hellwachem Geist erzeugt. Die Technik kann überall und jederzeit angewandt werden.

In einer 2006 veröffentlichten Studie konnte eine signifikante Blutdrucksenkung durch das Erlernen und regelmäßige Üben der Transzendentalen Meditation nachgewiesen werden.

Während Sie die Zwerchfellatmung (Seite 156) üben, empfehle ich Ihnen, sich nach einem Kurs in einer dieser Entspannungstechniken zu erkundigen. Sowohl im Hinblick auf Ihren Blutdruck als auch zur Steigerung Ihres Wohlbefindens und Ihrer allgemeinen Leistungsfähigkeit ist das regelmäßige Üben einer dieser Entspannungstechniken von großem Wert.

!

Phantasiereisen ermöglichen auch dem Anfänger eine effektive Entspannung ohne besondere Vorbereitung. Hören Sie vor dem Kauf in eine solche CD rein, da Stimme und Inhalt dem persönlichen Geschmack unterliegen.

Das RESPeRATE-Gerät

Es handelt sich um ein elektronisches Gerät, das über rhythmische Töne, die über Kopfhörer abgegeben werden, zu einer Entspannung und Verlangsamung der Atmung führen soll. Die Übungen mit dem Gerät werden über ca. 15 Minuten drei- bis viermal wöchentlich durchgeführt und sollen nach drei bis fünf Wochen zu einer Blutdrucksenkung führen. Es hat von der amerikanischen Gesundheitsbehörde (FDA) die Genehmigung als rezeptfreies Hilfsmittel zur Blutdrucksenkung, sodass es trotz der bislang fehlenden Langzeiterfahrungen mit diesem Gerät an dieser Stelle beschrieben wird.

10. WOCHE

Rauchen und Bluthochdruck

Durch Zigarettenrauchen steigt das Risiko, eine Herz-Kreislauf-Erkrankung wie Herzinfarkte, Schlaganfälle, Durchblutungsstörungen der Beine („Schaufensterkrankheit") u. a. zu bekommen, um das Sechsfache.

Ca. 300 Menschen sterben täglich in Deutschland an den Folgen des Rauchens. Im Durchschnitt verringert jede gerauchte Zigarette die Lebenserwartung um acht Minuten. Ebenso sind die schädlichen Folgen des Passivrauchens zu erwähnen, das mit einer Erhöhung des Risikos für Herz-Kreislauf- sowie Krebs-Erkrankungen einhergeht.

!

Eine Rauchentwöhnung ist nicht einfach, Millionen haben aber bewiesen, dass es geht, egal wie lange und wie intensiv geraucht wurde. Ihrer Gesundheit zuliebe sollten Sie es auch versuchen!

Beim Bluthochdruckpatienten sind die schädlichen Auswirkungen des Rauchens noch gravierender zu sehen, da sich beide Risikofaktoren überproportional verstärken. Nikotin hat eine gefäßverengende Wirkung, die den Blutdruck steigen lässt, sodass bereits durch den Nikotinverzicht eine Verbesserung des Blutdrucks zu erreichen ist.

Patentrezepte, die das Aufhören mühelos machen, existieren leider nicht, sodass eine große Portion Willenskraft notwendig ist. Da jede Zigarettenmenge schädlich ist, sollten Sie sich nicht vornehmen, das Rauchen lediglich zu reduzieren, sondern ganz damit aufzuhören.

AUFGABE 1

Lesen Sie bitte die folgenden möglichen Motive, mit dem Rauchen aufzuhören, durch und markieren Sie diejenigen, die für Sie besonders bedeutsam sind.

Rufen Sie sich häufig diese Motive in Erinnerung, indem Sie sie öfter lesen. Sie können auch Ihre wichtigsten Motive auf Klebezettel notieren und an eine oder mehrere Stellen aufkleben, wo Sie regelmäßig vorbeikommen, z. B. am Badezimmerspiegel. Formulieren Sie dabei Ihre Motivation möglichst griffig und positiv, z. B.: „Ich möchte lange und gesund leben."

Ihre Motive, mit dem Rauchen aufzuhören:

1. Verbesserung des Blutdrucks
2. Verringerung des Krebsrisikos
3. Reduktion des Risikos für Herzinfarkte, Schlaganfälle und Raucherbein
4. Vermeidung von Impotenz
5. Erhöhung der körperlichen Ausdauer
6. Verbesserung der Atmung, Vorbeugung vor schweren Lungenschäden
7. Vermeidung von Rauchgerüchen
8. Geldeinsparung, z. B. 150 Euro monatlich
9. Voraussetzungen für ein längeres Leben in Gesundheit schaffen
10. Vermeidung von Gesundheitsschäden durch Passivrauchen für meine Familie und weitere Personen.
11. Weitere Motive:

____

____

____

____

!

Schon 1 Jahr nach dem Rauchstopp halbiert sich das Herzinfarktrisiko.

!

Der Rauchstopp beginnt am besten mit einem festen und geplanten Termin.

Wie Sie Nichtraucher werden können

Im Folgenden finden Sie einige Tipps, die Ihnen dabei helfen, das Rauchen aufzugeben:

Nehmen Sie sich einen Tag, am besten innerhalb der nächsten zehn Tage vor, an dem Sie das Rauchen aufgeben. Überlegen Sie bitte vorher, wann es für Sie günstiger ist, ob in der Woche oder am Wochenende. Auch sollten keine besonderen Ereignisse, wie schwere Prüfungen, in diesen Zeitraum fallen.

Mein erster Tag ohne Rauchen ist:

____

- Werfen Sie bitte alle Rauchutensilien und Zigaretten weg oder verschenken Sie sie.
- Waschen Sie Ihre Kleidung, um den Geruch nach Zigarettenrauch zu entfernen.
- Vereinbaren Sie einen Termin beim Zahnarzt zur professionellen Zahnreinigung.
- Gerade in der ersten Zeit als Nichtraucher, sollten Sie sich von Alkohol fernhalten, da der Genuss von Alkohol das Nichtrauchen erschweren und die Schwelle, wieder zur Zigarette zu greifen, senken kann.
- Wenn möglich, versuchen Sie in der ersten Zeit den Kontakt mit Rauchern zu vermeiden.
- In den ersten Tagen bis wenigen Wochen nach dem Rauchstopp tritt häufig Gereiztheit auf, die Ihrer näheren Umgebung sicherlich auffallen wird. Bitten Sie um Verständnis und erklären Sie den Hintergrund Ihrer eventuellen schlechteren Laune. Später können Sie sich z. B. bei Ihrem Partner mit einem Abendessen o. Ä. revanchieren.

- Kalkulieren Sie mit ein, dass Sie etwas an Gewicht zunehmen könnten. Nachdem Sie die Ernährungsumstellung schon durchgearbeitet haben, wird dies die eventuelle Zunahme abmildern. Eine moderate Zunahme um zwei bis drei Kilogramm sollten Sie aber zulassen, um es eventuell später, wenn Sie die erste rauchfreie Zeit überwunden haben, wieder loszuwerden. Gegenüber dem hohen Gesundheitsgewinn durch das Nicht-Rauchen, ist die leichte Gewichtszunahme für Ihre Gesundheit zu vernachlässigen.
- Suchen Sie gerade in der ersten Zeit nach dem Rauchstopp Ablenkung in Form von Spaziergängen oder Radfahren.
- Sammeln Sie das Geld, das Sie sonst für Zigaretten ausgegeben haben, in einer getrennten Geldbörse und kaufen Sie sich dafür, z. B. nach einer Woche, etwas Schönes als zusätzliche Motivation und um sich etwas Gutes zu gönnen.

!

Geplante Belohnungen für das Erreichen kleiner Zwischenschritte unterstützen Sie beim Durchhalten.

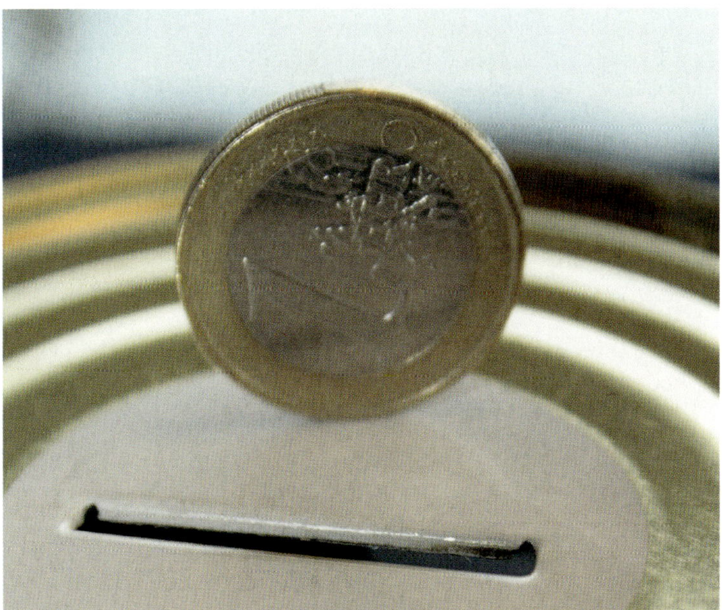

Vielleicht motiviert es Sie, das „Zigarettengeld" für einen langgehegten Wunsch zu sparen, den Sie sich dann bald erfüllen können.

In den ersten Wochen des Rauchentzugs können Gereiztheit, Schlafstörungen und Hungergefühle auftreten. Diese Befindlichkeitsstörungen sind vorübergehender Natur und als Entzugserscheinungen anzusehen. So unangenehm dies auch bei einigen sein kann, es lässt bald nach. Suchen Sie Ablenkung in Dingen, an denen Sie Freude haben und die Sie gerne machen.

Nikotinpflaster & Co.

Falls Sie es dennoch nicht aus eigener Kraft geschafft haben, mit dem Rauchen aufzuhören, können Ihnen medikamentöse Maßnahmen zur Unterstützung dabei helfen. Schon länger werden Nikotinpflaster, -kaugummis oder -tabletten vorübergehend zur Raucherentwöhnung verwendet. Dabei wird dem Körper zwar Nikotin zugeführt, allerdings nicht die vielen weiteren Schadstoffe, die mit dem Rauch aufgenommen werden. Die Nikotinmenge wird allmählich reduziert und schließlich ganz abgesetzt.

Dabei ist zu beachten, dass die Wirkung des Nikotins langsamer als beim Rauchen, nach etwa 20 Minuten, eintritt. Nikotinpflaster erzeugen einen konstanten Nikotinpegel im Blut, was somit nur bei stärkeren Entzugserscheinungen und starken Rauchern sinnvoll ist. Sie werden in verschiedenen Stärken angeboten, die zehn, 20 oder 30 Zigaretten täglich ersetzen.

!

Nikotinpflaster und -kaugummis können helfen.

Nikotinkaugummis empfehlen sich, wenn keine sehr starke Abhängigkeit vorliegt und zumeist in bestimmten Situationen das Rauchverlangen auftritt. Sie sollten nur so lange gekaut werden, bis ein ausreichender Effekt auftritt, und dann zunächst in der Backentasche belassen werden. Keinesfalls darf bei einer Nikotinersatzbehandlung geraucht werden oder verschiedene Nikotinersatzmittel unkontrolliert zusammen verwendet werden, da es zu Vergiftungserscheinungen kommen kann. Nach einer gewissen Zeit ohne Rauchen, sollten Nikotinpräparate nicht mehr angewendet werden; sie stellen nur eine vorübergehende Unterstützung dar, um eine dauerhafte Abstinenz zu erreichen.

Bei Herzerkrankungen und schwereren Bluthochdruckformen, sollte in der Regel nicht auf Nikotinpräparate zurückgegriffen werden. Auch bei anderen chronischen Erkrankungen ist die Verwendung mit dem Hausarzt abzustimmen.

Von den medikamentösen Maßnahmen, die eingesetzt werden, scheint der neuere Wirkstoff Vareniclin derzeit am erfolgversprechendsten. Es zeigt eine bessere Wirksamkeit und Verträglichkeit als das ältere Bupropion. Vareniclin muss vom Arzt verschrieben werden und ist vom Patienten zu zahlen. Es bindet sich an die gleichen Rezeptoren des zentralen Nervensystems wie Nikotin, das in den Zigaretten enthalten ist. Dadurch wird das Verlangen zu rauchen gemildert; nach Studiendaten schaffen deutlich mehr Raucher den Schritt zum Nichtraucher als ohne diese Hilfe.

!

Wenn nötig, können auch Medikamente beim Rauchstopp helfen.

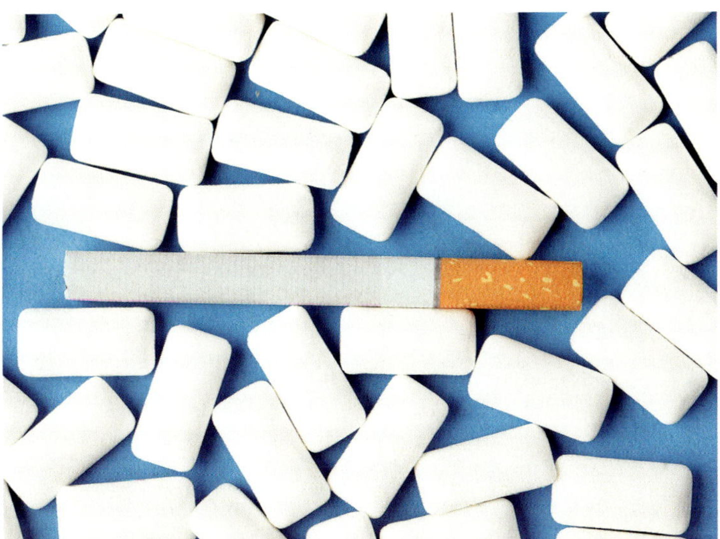

Nikotinkaugummis empfehlen sich, wenn keine sehr starke Abhängigkeit vorliegt.

Gesundheitssteigerung mit sofortiger Wirkung

Irrtümlich glauben viele Raucher, dass sich das Nichtrauchen erst nach Jahren positiv auf die Gesundheit auswirkt. In Wirklichkeit stellen sich sofort günstige Auswirkungen auf die Gesundheit ein. Die positiven Einflüsse auf den Blutdruck nach dem Rauchstopp machen sich sofort bemerkbar.

!

Die ersten Erfolge des Rauchstopps stellen sich schon sehr bald ein.

- Nach ca. 20 Minuten sinkt Ihr Blutdruck.
- Schon nach einem Tag beginnt das Risiko für einen Herzinfarkt zu sinken.
- Nach ca. einer Woche, manchmal auch früher, verbessert sich die körperliche Leistungsfähigkeit.
- Nach einem Jahr sinkt das Risiko für eine Erkrankung der Herzkranzgefäße auf etwa die Hälfte.
- Nach fünf Jahren hat sich das Risiko für Lungenkrebs auf die Hälfte reduziert.
- Nach zehn Jahren hat sich sogar die Gefahr, an Lungenkrebs zu erkranken gegenüber Nichtrauchern normalisiert.
- Nach 15 Jahren hat sich auch das Risiko für einen Herzinfarkt auf das eines Nichtrauchers gesenkt.

Sie sehen, dass sich deutliche Vorteile für Ihre Gesundheit bereits nach kurzer Zeit einstellen und im Folgenden weiter zunehmen.

Neben Stoffwechselveränderungen wird häufiger ein gesteigerter Appetit bemerkt. Greifen Sie hierbei auf gesunde und kalorienarme Nahrungsmittel wie Rohkost (Möhren, Radieschen etc.) und Obst zurück. Die Ratschläge zur Ernährung (siehe Seite 78) helfen Ihnen, nicht zuzunehmen.

Viele ehemalige Raucher beweisen, dass es zu schaffen ist, unabhängig davon, wie alt Sie sind und wie lange Sie schon rauchen. Belohnen Sie sich selbst und machen Sie einen Plan, welche Belohnung Sie sich nach drei Tagen und später wöchentlich gönnen wollen, wenn Sie weiter nicht rauchen. Je nach Ihrer Vorliebe kann es ein Theaterbesuch, ein Wellness-Wochenende, ein Buch oder etwas ganz anderes sein. Entscheidend ist, dass Sie Freude daran haben. Die Wirkung ist nicht zu unterschätzen, sodass es sich lohnt, auch auf diesem Weg Ihr großes Ziel zu unterstützen.

Schließlich können Sie Unterstützung beim Beratungstelefon der Bundeszentrale für gesundheitliche Aufklärung (BzgA) und beim „Rauchertelefon" des Deutschen Krebsforschungszentrums erhalten, deren Nummern und Adressen Sie im Anhang finden.

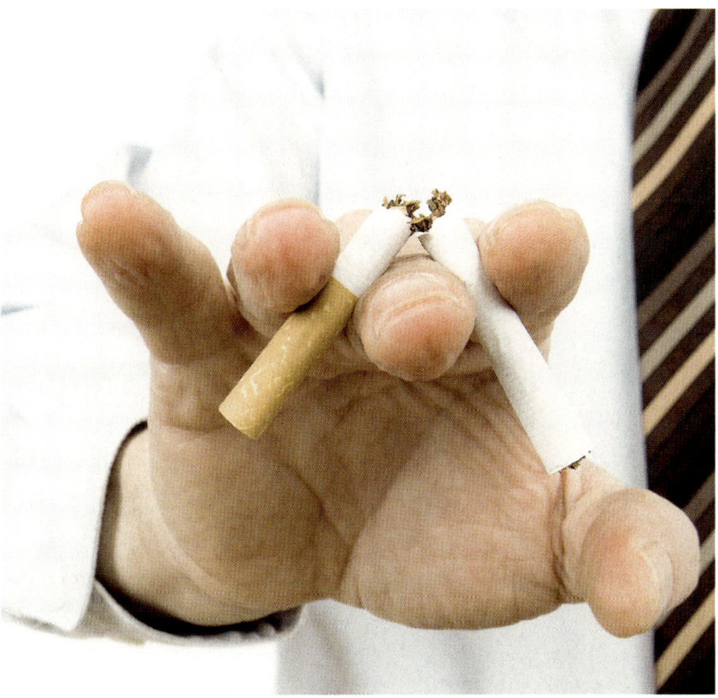

Viele ehemalige Raucher beweisen, dass es zu schaffen ist, unabhängig davon, wie alt Sie sind und wie lange Sie schon rauchen.

ZU GUTER LETZT

Wenn Sie das Programm bis hier praktisch durchgearbeitet haben, darf man Sie beglückwünschen, denn der Nutzen für Ihre Gesundheit ist enorm. Jeder einzelne Schritt, den Sie vollzogen haben, und jede Änderung, die Sie erreicht haben, helfen Ihnen nicht nur zu besseren Blutdruckwerten, sondern haben darüber hinaus noch viele weitere positive Auswirkungen auf Ihre gesundheitliche Verfassung. Selbst wenn Sie lediglich ein einziges Kapitel dieses Buches umgesetzt hätten, wäre der gesundheitliche Nutzen beachtlich. Manch einem mag es schwer gefallen sein, alle Kapitel konsequent umzusetzen.

Natürlich muss ein solches Buch wie das Vorliegende möglichst alle bewährten Grundsätze darstellen, um den maximalen Nutzen für Sie als Patient zu bieten. Dass die Umsetzung zumeist nicht eins zu eins erfolgen kann, liegt auf der Hand. Sie sollten deshalb nicht in erster Linie auf die Schritte sehen, die Sie vielleicht nicht umgesetzt haben, sondern auf diejenigen, die Sie mit Selbstdisziplin vollzogen haben.

Wenn Sie einige Übungen oder Kapitel noch nicht vollständig bearbeitet oder in Ihren Alltag integriert haben, können Sie dies jederzeit nachholen. Andere Kapitel, die Sie schon ganz gut beherrschen, können Sie bei Bedarf nochmals durcharbeiten.

Mit jedem Mal, das Sie einen Inhalt durcharbeiten, werden Sie neue Gesichtspunkte erkennen und das Erlernen wird intensiver. So gesehen sollte Ihnen dieses Buch auch nach dem Lesen der letzten Zeilen dazu dienen, mit dem Bluthochdruck möglichst gut zurecht zu kommen, und Ihnen zu Gesundheit und Wohlbefinden verhelfen. Mit diesem Wunsch darf ich mich von Ihnen verabschieden.

In einer Untersuchung mit 30.000 Teilnehmern (INTERHEART-Studie) kommen Wissenschaftler zu dem Ergebnis, dass 90 Prozent aller Herzinfarkte grundsätzlich vermeidbar sind. In diesem Buch haben Sie die wichtigsten Maßnahmen zur selbständigen Blutdruckregulierung kennen gelernt, die darüber hinaus einen enormen Beitrag zur Vorbeugung von Herzinfarkten und Schlaganfällen bilden.

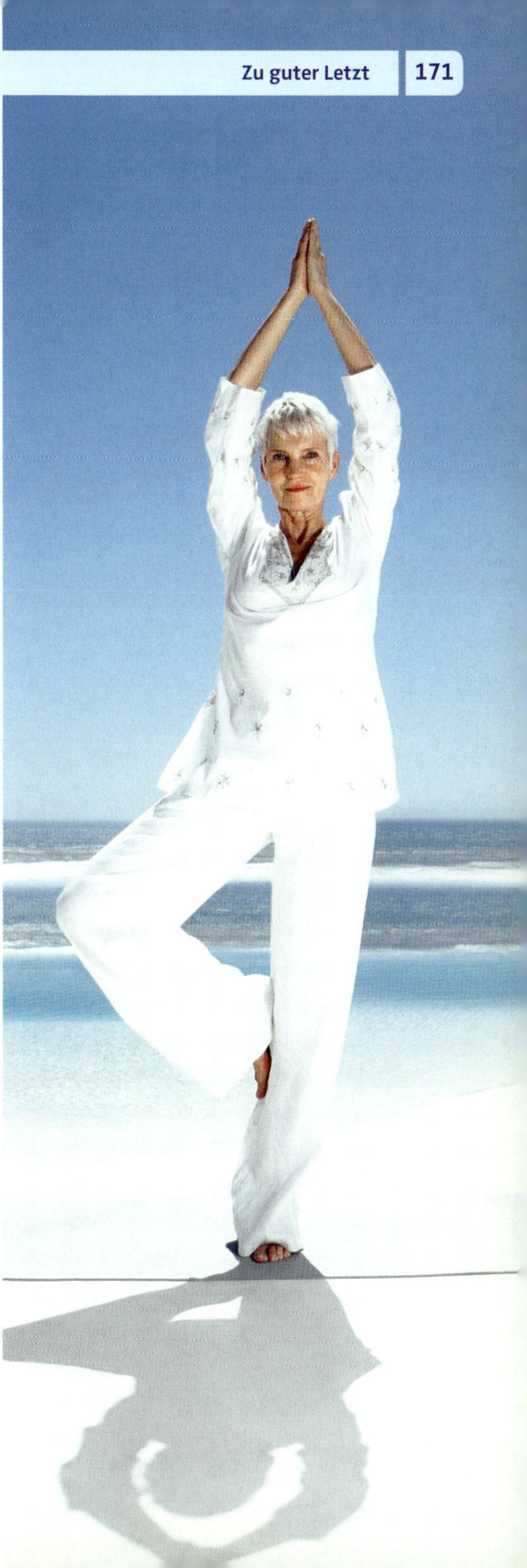

ANHANG

Wichtige Adressen

Deutsche Hochdruckliga e. V.
Berliner Straße 46
69120 Heidelberg
Tel. 06221 588550
www.hochdruckliga.de
Hier finden Sie auch Angaben zu Selbsthilfegruppen für Bluthochdruck in Ihrer Nähe.

Deutsche Herzstiftung e. V.
Vogtstraße 50
60322 Frankfurt am Main
Tel. 069 9551280
www.herzstiftung.de

Bundeszentrale für gesundheitliche Aufklärung (BzgA)
Ostmerheimer Straße 220
51109 Köln
Tel. 0221 89920
www.bzga.de
Telefonberatung zur Raucherentwöhnung:
01805 313131
(0,14 €/min a. d. Festnetz)

Deutsches Krebsforschungszentrum
Im Neuenheimer Feld 280
69120 Heidelberg
Tel. 06221 420
www.dkfz.de
Telefonberatung zur Raucherentwöhnung:
016221 42420
(erreichbar von Montag bis Freitag
15–19 Uhr)

Register

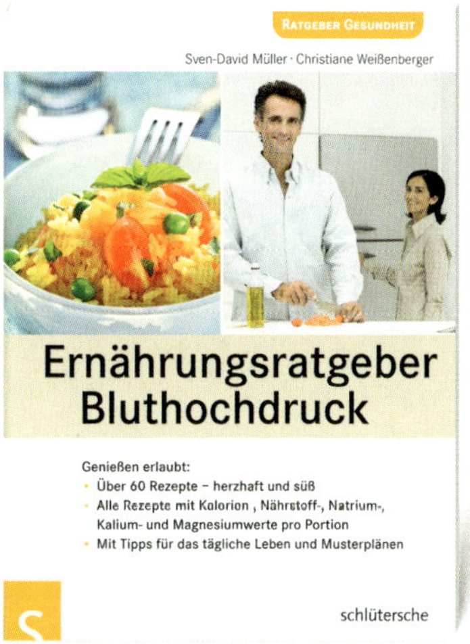

Sven-David Müller · Christiane Weißenberger

Ernährungsratgeber Bluthochdruck

Genießen erlaubt

132 Seiten, 114 Farbfotos,
15,5 x 21,0 cm, Klappenbroschur
ISBN 978-3-89993-574-5
€ 12,90

„Die beiden Bücher zum Thema Bluthochdruck von der Schlüterschen Verlagsgesellschaft machen das [Leben mit Bluthochdruck] nun ganz einfach. Wenn der erste Ratgeber „Bluthochdruck selbst senken…" eher auf den Aspekt der Schritt für Schritt-Anleitung zur Senkung eingeht, bringt der „Ernährungsratgeber Bluthochdruck" die zusammenhängenden Aspekte zwischen gesunder Ernährung und Bluthochdruck ans Tageslicht. Beide Bücher zusammen sind eine ausgezeichnete Basis für eine konsequent unterstützende Selbsthilfe, wenn Bluthochdruck das Problem ist." *issgesund.at*

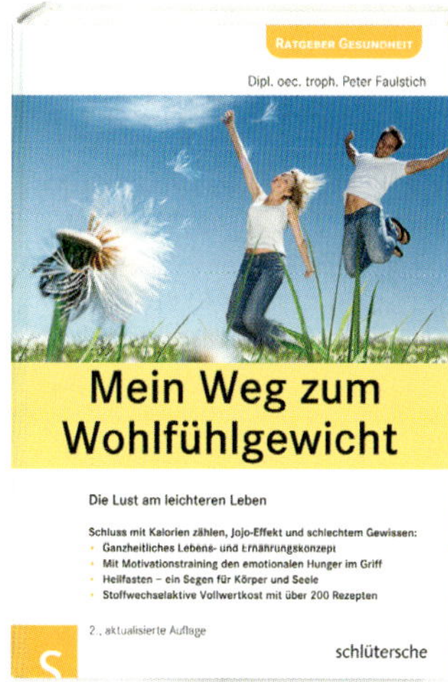

Peter Faulstich

Mein Weg zum Wohlfühlgewicht

Die Lust am leichteren Leben

2., aktualisierte und erweiterte Auflage

384 Seiten, 172 Farbfotos, 23 Abbildungen,
44 Tabellen, 17,0 x 24,0 cm, Hardcover
ISBN 978-3-89993-566-0
€ 24,90

„Diäten setzen das körpereigene Energiesparprogramm in Gang, provozieren Heißhunger und machen dick. Erfolgsversprechender sei es, sich kritisch mit den eigenen Gewohnheiten auseinanderzusetzen, Selbstakzeptanz und -achtung zu stärken und sich positiv zu motivieren, meint der Ernährungswissenschaftler Peter Faulstich. Neben einem ernährungstheoretischen Teil bietet der Autor in diesem Kompendium eine praktische Anleitung mit Warenkunde und Rezepten." *STERN Spezial Gesund Leben*

schlütersche

www.buecher.schluetersche.de

Stand Juli 2010. Änderungen vorbehalten.

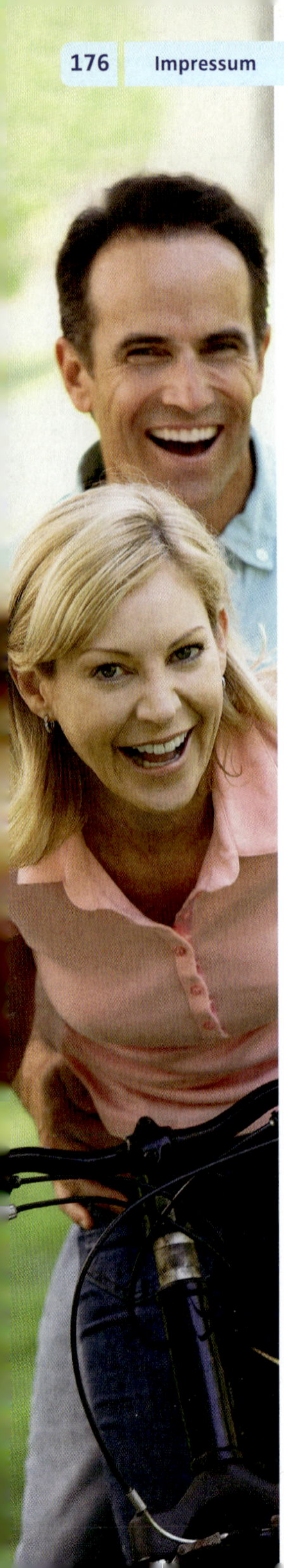

Bibliografische Information der Deutschen Nationalbibliothek
Die Deutsche Nationalbibliothek verzeichnet diese Publikation in der deutschen Nationalbibliografie; detaillierte bibliografische Daten sind im Internet über http://dnb.ddb.de/ abrufbar.

ISBN 978-3-89993-596-7

Fotos:
Titelfoto: moodboard – fotolia.com
Getty Images: 1
Fotolia.com: Aaron Chen: 4, 31; Alexander Maier: 15, 135; Melisback: 21; nyul: 26, 43, 57; Gina Sanders: 29; absolut_100: 33; pressmaster: 37; Helder Almeida: 41; sonya etchison: 55; Blue-Fox: 58; Patrizia Tilly: 71; Irina Fischer: 75; Liv Friis-larsen: 81, 119; Jacek Chabraszewski: 84; emmi: 93; Forgiss: 95; Carmen Steiner: 99; Kzenon: 109, 151; Ozphoto: 115; bilderbox: 130; Michael Kempf: 133; Elena Moiseeva: 142; Michael Stumpf: 147; nazira_g: 153; Jens Klingebiel: 165; Digitalpress: 169
iStockphoto.com: Leigh Schindler: 2/3; Webphotographeer: 6/7; blackred: 12/13; Vasiliki Varvaki: 23; Catherine Yeulet: 53, 111, 176; Wolfgang Amri: 68; Tjasa Maticic: 89; M_Studio 98; furabolo: 103; Daniel Loiselle: 125; Kristen Johansen: 159
123rf.com: Cathy Yeulet: 61, 76, 160; Jirkaejc: 167; Yuri Arcurs: 171
MEV: 9, 25, 65, 72, 79, 117, 127, 157
Ingo Wandmacher: 87, 91, 92
Ramon Martinez: 18, 120

Hans-Böckler-Allee 7, 30173 Hannover
www.schluetersche.de
2., aktualisierte Auflage

Lektorat: Anna Maria Söllner, München
Covergestaltung: Kerker + Baum Büro für Gestaltung, Hannover
Innengestaltung: Groothuis, Lohfert, Consorten, Hamburg
Satz: Die Feder, Konzeption vor dem Druck GmbH, Wetzlar
Druck und Bindung: Grafisches Centrum Cuno GmbH & Co. KG, Calbe
Hergestellt in Deutschland.